ESSAI

SUR L'EMPLOI DE L'EXTENSION CONTINUE

DANS LE TRAITEMENT DES FRACTURES DU FÉMUR

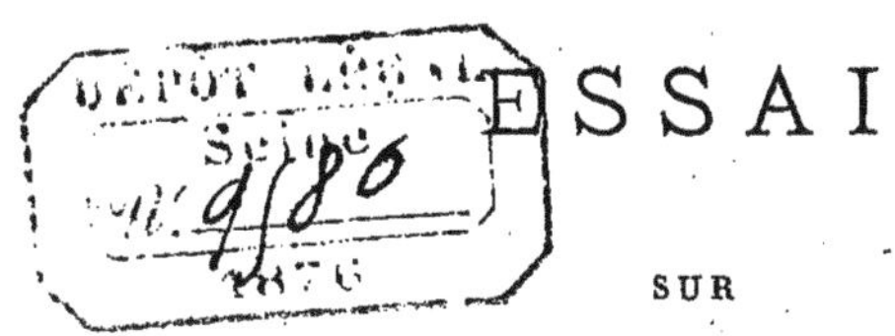

ESSAI

SUR

L'EMPLOI DE L'EXTENSION CONTINUE

DANS LE

TRAITEMENT DES FRACTURES DU FÉMUR

PAR

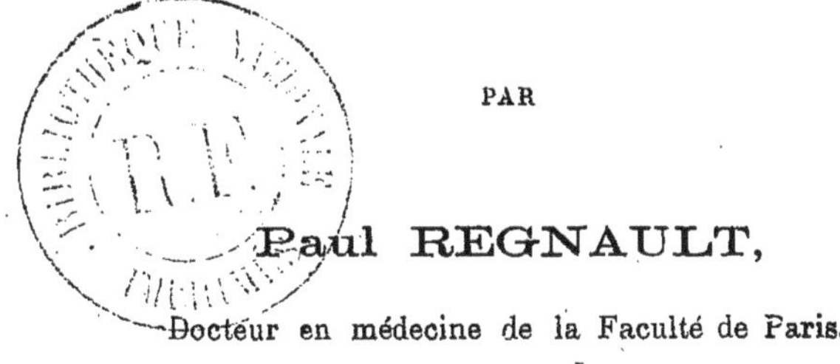

Paul REGNAULT,

Docteur en médecine de la Faculté de Paris.

PARIS

A. PARENT, IMPRIMEUR DE LA FACULTÉ DE MÉDECINE

RUE MONSIEUR-LE PRINCE, 29 ET 31

1876

ESSAI

SUR L'EMPLOI DE L'EXTENSION CONTINUE

DANS LE TRAITEMENT DES FRACTURES DU FÉMUR.

INTRODUCTION.

Les fractures du fémur, quelque soit leur siége, ont une importance considérable; elles présentent dans leur traitement des difficultés nombreuses qui de tout temps ont préoccupé les chirurgiens.

Dans l'intérêt des malades, ils ont tour à tour fait appel à toutes les ressources que l'art ou l'industrie a pu leur offrir pour prévenir la consolidation vicieuse, le raccourcissement du membre et la claudication.

Malgré tous ces efforts, un grand nombre d'auteurs considèrent ces inconvénients comme inévitables.

Encore admettent-ils que les exceptions ne sont point le résultat du traitement qui a été employé. Tel est l'avis de Malgaigne, qui s'exprime en ces termes : « Quand les fragments ne se sont point quittés, ou bien quand on les a ramenés à un contact maintenu par leurs dentelures réciproques, il est facile de guérir la fracture du fémur sans raccourcissement; en dehors de ces conditions la chose est tout simplement impossible (1). »

Ad. Richard n'est pas moins explicite lorsqu'il dit : « Tout l'effort du chirurgien doit tendre à ce que ce raccourcissement soit faible et n'excède pas 2 centimètres (2). »

Nous ne pensons pas avec les deux auteurs précé demment cités et A. Cooper, qui dans la variété intracapsulaire des fractures du col ne s'occupait que de l'inflammation pendant quinze jours et laissait le malade se promener sans appareil, que l'on doive désespérer du succès dans le traitement des fractures de cuisse. Nous pensons avec M. le professeur Broca que les efforts des chirurgiens pourront résoudre ce problème : « Assurément, dit M. Broca, il existe sur ce point une lacune dans la thérapeutique chirurgicale et nous devons encourager les efforts de ceux qui tendent à la combler (3). »

Nous sommes heureux de répondre à l'appel de ce savant maître par ce travail, pour lequel nous avons adopté la division suivante :

Considérations anatomo-physiologiques ;

Considérations pathologiques ;

Traitement par les divers procédés d'extension.

Un travail aussi difficile était certainement bien audessus de nos forces sans les conseils, les indications et tous les moyens d'études que MM. les docteurs Panas, Hennequin et Désormeaux ont mis avec tant de libéralité à notre disposition.

(1) Malgaigne, *Traité des fractures*, p. 724.
(2) Ad. Richard, *Pratique journalière de la chirurgie*, p. 27.
(3) Broca, *Bulletin de la Société de chirurgie*, 16 décembre 1868.

Nous prions ces maîtres distingués de vouloir bien agréer l'expression de notre plus vive reconnaissance.

CONSIDÉRATIONS ANATOMO-PHYSIOLOGIQUES.

Les muscles nombreux et puissants qui entourent le fémur étant cause en partie des difficultés que présente le traitement des fractures de cuisse, il nous paraît utile de rappeler au début d'un travail consacré à l'étude de ce traitement, les données anatomiques et physiologiques qui fournissent les principales indications. Cette exposition préalable simplifiera et abrégera l'appréciation que nous aurons à faire des divers appareils encore en faveur aujourd'hui, et de mieux faire saisir les principes qui ont guidé M. Hennequin dans la confection de son appareil.

Nous serons aussi bref que possible.

Les muscles dont l'action présente quelque intérêt au point de vue qui nous occupe sont ceux de la cuisse proprement dits, les pelvi-trochantériens et quelques muscles de la région jambière.

Ceux de la cuisse se divisent naturellement en trois groupes, l'un antéro-latéral, l'autre postérieur, le troisième interne. Considérés dans leur ensemble, ils constituent au fémur un manchon musculaire d'une épaisseur et d'une puissance variables suivant la région ; car l'os, loin d'occuper exactement l'axe du membre, se porte en arrière et en dehors.

Le groupe antéro-latéral comprend trois muscles, le tenseur du fascia lata, le couturier et le triceps fémoral dont la puissance mérite de fixer spécialement l'attention ; étendu de l'os iliaque et de la base des deux trochanters à la rotule, ce muscle simple en bas se divise à sa partie supérieure en trois faisceaux et recouvre la diaphyse fémorale dans toute sa longueur et sur toute sa périphérie.

Son action est d'étendre la jambe sur la cuisse et de fléchir le bassin sur elle par sa longue portion. Des deux autres muscles de ce groupe, le couturier fléchit la jambe sur la cuisse et la cuisse sur le bassin, en communiquant à celle-ci un mouvement de rotation en dehors.

Le tenseur du fascia lata légèrement fléchisseur de la cuisse, est aussi un peu rotateur en dedans.

L'action simultanée de ces trois muscles produit comme effet principal la flexion de la cuisse sur le bassin et l'extension de la jambe.

Le groupe postérieur, comprenant le biceps, le demi-tendineux et le demi-membraneux, s'étend de la tubérosité de l'ischion et des deux tiers inférieurs de la ligne âpre à la partie supérieure du squelette de la jambe; il a pour fonction d'étendre le bassin sur la cuisse et de fléchir la jambe sur celle-ci. Son relâchement sera donc d'autant plus considérable que la flexion de la jambe sera plus complète.

Le groupe interne comprend cinq muscles qui sont le droit interne, le pectiné, les trois adducteurs. Les quatre derniers ont pour action principale de rapprocher la cuisse de l'axe du corps et de lui communiquer un mouvement de rotation en vertu duquel la pointe du pied se porte en dehors, ils produisent aussi la flexion de la cuisse. Quant au droit interne, il est adducteur, fléchisseur de la jambe et fléchisseur de la cuisse sur le bassin.

Le relâchement de ce groupe musculaire s'obtiendra par la flexion avec rotation en dehors. L'abduction de la cuisse aura un effet inverse légèrement contrebalancé par la rotation qui ramène en dedans la ligne âpre, pour le grand adducteur, le plus puissant des muscles qui nous occupent ; le parallélisme presque rigoureux de ses fibres avec le fémur fait qu'il subira moins que les autres l'effet de l'abduction.

Quant aux muscles pelvi-trochantériens, leur action commune est de produire la rotation du membre en dehors ; les fessiers, le pyramidal, les jumeaux, l'obturateur interne sont en outre abducteurs.

Le rôle du psoas iliaque comme fléchisseur mérite une mention spéciale.

Nous ne devons pas passer sous silence l'action des jumeaux et du poplité comme fléchisseurs de la jambe sur la cuisse.

A l'état physiologique, les mouvements effectués par le fémur résultent des actions combinées de plusieurs des muscles que nous venons d'énumérer, et dont la solidarité est assurée par l'inflexibilité du levier osseux.

Lorsqu'une fracture vient briser le fémur en un point quelconque, l'équilibre entre les diverses forces qui agissent sur lui est forcément rompu.

Le poids du membre, les désordres des parties molles environnantes, sont autant de causes qui se joignent à la rupture du levier osseux pour produire des déplacements et des déformations.

D'après toutes les données anatomiques que nous venons de rappeler, il est possible de prévoir les changements que la rétraction des muscles tendra à produire dans les rapports des deux fragments.

Fracture du col. — Dans la fracture du col se produisant à l'intérieur de la capsule tous les muscles du groupe postérieur, les fessiers ainsi que tous ceux de la région interne attireront en haut le fragment inférieur.

Ce mouvement d'ascension du membre aura pour limite la résistance de la capsule articulaire dont une portion ou la totalité a été respectée, ou bien encore l'accrochement du petit trochanter sous l'extrémité externe du fragment supérieur: enfin si la capsule a été largement déchirée, le grand trochanter viendra s'arrêter sous les muscles fessiers.

Le raccourcissement une fois produit, les adducteurs, le psoas iliaque et les muscles pelvi-trochantériens, avec une portion des fibres des fessiers, ne trouvant plus dans le col fémoral de résistance à leur action rotatrice en dehors, entraîneront le membre en rotation externe en même temps que son propre poids tendra à porter en arrière le fragment inférieur.

Si la fracture siége dans la région sous-trochantérienne, les fessiers, les muscles pelvi-trochantériens et le psoas iliaque, par leur action combinée sur les trochanters porteront l'extrémité inférieure du fragment supérieur, en avant et en dehors, et lui feront en outre subir un mouvement de rotation en dehors sur son axe ; tandis que le fragment inférieur sollicité par les adducteurs subira un mouvement de rotation en dehors et de légère ascension, qui sera complété par l'action du droit antérieur, des muscles postérieurs dont l'action est de porter directement en haut.

En résumé projection en avant, en dehors et rotation externe du fragment supérieur ; ascension, rotation externe et projection en dedans du fragment inférieur, qui en même temps se trouve porté en arrière par le poids du membre. Dans cette variété de fracture, la puissance des muscles qui portent l'extrémité supérieure en dehors est telle que le membre fait une saillie externe plus ou moins forte suivant la variété de fracture transversale ou oblique, et l'état de conservation des parties environnantes mais toujours très-caractéristique.

Lorsque la fracture siége au tiers moyen de l'os ou un peu plus bas, les muscles fessiers pelvi-trochantériens et psoas trouvant dans le groupe interne et principalement dans les adducteurs un contre-poids à la tendance qu'ils ont de projeter en dehors l'extrémité inférieure du fragment supérieur. On n'observe plus dans ce cas pour ce fragment qu'une tendance à se porter en avant, et légèrement en dehors, tandis que le fragment inférieur est porté en haut par le droit antérieur, le groupe postérieur et en rotation externe par le poids de la jambe, dont le centre de gravité se trouve en dehors, puis par l'action qu'exercent sur lui les fibres inférieures du grand adducteur.

Sus-condylienne. — Dans les fractures sus-condyliennes et inter-condyliennes, on retrouve comme agents de raccourcissement les mêmes muscles puissants que nous venons d'étudier : droit antérieur et muscles postérieurs. Le poids de la jambe n'ayant plus ici d'adjuvant pour produire la rotation externe, le segment inférieur, habituellement en rotation externe, pourra être quelquefois en rotation interne.

Remarque. — Dans l'étude que nous venons de faire de la position des fragments l'un par rapport à l'autre, nous avons supposé le cas de fractures complètes. Il est évident que la pénétration réciproque des fragments, la conservation du périoste produisant l'opposition bout à bout des surfaces fracturées, l'intégrité d'une insertion tendineuse à cheval sur la fracture, l'engrènement des dentelures que peuvent présenter les fragments fracturés, sont autant de causes qui modifieront l'étendue et le sens du déplacement osseux. Le cadre restreint de ce travail ne nous permet pas de nous y arrêter.

QUELQUES CONSIDÉRATIONS PATHOLOGIQUES.

Toutes les fractures du fémur ne présentent pas un égal degré de gravité; les complications, le siége, et dans un même point les diverses variétés de formes des fragments sont autant de causes qui font varier le pronostic de ces fractures.

Parmi les complications, la seule qui doive nous occuper ici est la présence d'une plaine pénétrante, toujours très-grave quelque soit l'os fracturé, qui revêt encore dans les fractures du fémur un caractère de malignité tout spécial, en raison de l'importance de l'os lui-même, de la présence de masses musculaires considérables qui en font un trajet fistuleux d'une grande profondeur, de la contusion ou de la déchirure des parties molles environnantes qui participeront à la suppuration, des lésions que peuvent subir les vaisseaux fémoraux; et en raison enfin de son siége si la fracture occupe une des deux extrémités de l'os dans le voisinage immédiat d'une articulation importante qui est menacée d'inflammation purulente.

C'est en grande partie cette complication de plaie pénétrante qui donne aux fractures de cuisse par armes à feu une si terrible gravité que Ribes et Larrey, désespérant d'obtenir la conservation du membre, avaient établi comme règle invariable le précepte de l'amputation immédiate.

Nélaton (1) est guidé par la même gravité quand il conseille l'amputation sur le champ de bataille ; mais il est d'avis dans la pratique civile de tenter la conservation, surtout quand l'amputation ne pouvant se faire que dans la région trochantérienne ne ferait qu'accroître les chances de mort.

Nous ne discuterons pas ici l'opportunité de la conservation, qui paraît prendre faveur auprès d'un très-grand nombre de chirurgiens.

Siége. — Le siége de la fracture a également une très-grande importance au point de vue du pronostic. Il suffit de considérer le nombre des travaux entrepris par les chirurgiens les plus en renom et de voir le nombre de thèses qui ont trait aux fractures du col du fémur pour juger de leur importance relative aux autres fractures de cet os, et des difficultés que présente leur traitement.

L'étude du mécanisme de leur production, de leurs causes, soit prédisposantes, soit efficientes, nous entraînerait trop loin ; nous nous bornerons à indiquer le peu de résultats satisfaisants qu'on doit attendre dans un

(1) *Pathologie externe*, 2e édition, tome II, page 411.

cas de fracture du col chez un vieillard où la raréfaction du tissu osseux est déjà bien accentuée, et où la vitalité de l'os amoindrie ne promet pas de suffire à la formation d'un cal osseux. En dehors du cas de sénilité, la possibilité de la guérison des fractures intra-articulaires par un cal osseux véritable et résistant n'est, je crois, plus mise en doute ; assurément la présence d'une quantité trop considérable de synovie ou de sang dans l'articulation autour de la fracture, l'absence d'un périoste épais et de muscles directement en contact avec les fragments sont des causes qui retarderont la consolidation, mais qui n'empêchent pas de l'espérer dans le plus grand nombre des cas. Un traitement bien dirigé ne devra pas rester inefficace, lorsque des faits nombreux rapportés dans la thèse de M. Delineau (1) d'après Stanley, Van Houte, M. Chassaignac, démontrent que les seuls efforts de la nature l'ont obtenu. Du reste Nélaton (2), contrairement à l'opinion de Cooper, de Malgaigne, Platner, Ludwig, Louis, Sabatier, après avoir examiné la question du peu de vitalité du fragment supérieur et de l'interposition de la synovie, pense que le défaut de coaptation est certainement la plus importante de toutes les causes qui peuvent entraver la consolidation de la fracture intra-capsulaire.

Desault avait déjà longtemps auparavant combattu la doctrine de Cooper et cherchait au moyen de son appareil à extension a obtenir par une bonne coaptation des fragments la consolidation osseuse.

Nous ne nous arrêtons pas aux fractures extra-arti-

(1) Delineau, *Thèse*, Paris, 1873.

(2) Nélaton, *Pathologie externe*, t. I, p. 782.

culaires pour lesquelles il n'existe aucune cause spéciale qui mette nécessairement obstacle à la consolidation osseuse. «Pour cette fracture, dit Malgaigne (1), on peut promettre en général une heureuse consolidation, à part un raccourcissement inévitable. » Nous partageons complétement l'avis de cet auteur en ce qui concerne la consolidation ; mais nous pensons montrer en nous occupant du traitement que, grâce aux progrès qu'a déjà faits la thérapeutique des fractures du fémur, on peut espérer éviter le raccourcissement dans le plus grand nombre des cas, sinon d'une façon complète, au moins pour le rendre inappréciable.

Dans les fractures au tiers moyen, plus encore que pour toutes les autres, on peut compter sur une intervention heureuse de la thérapeutique et sur l'efficacité des appareils qui ont été produits depuis peu d'années. C'est à cette classe de fractures qu'appartiennent celles qui se font perpendiculairement à l'axe de l'os chez les enfants surtout et qui guérissent d'une façon assez heureuse sans appareils spéciaux. Dans le cas de fracture oblique où les deux fragments ne sont pas maintenus dans leur position normale par l'affrontement des deux surfaces fracturées, la grande médication à remplir est d'obvier au raccourcissement. Nous retrouverons cette question à propos du traitement.

Fractures du tiers inférieur du fémur. — Ces fractures présentent plusieurs variétés importantes très-bien étudiées par M. U. Trélat (2) et par M. Renault (3). Lorsque la fracture est simple et se trouve située au-

(1) Malgaigne. *Traité des fractures*, t. I, p. 782.
(2) Trélat. *Thèse*, Paris, 1854.
(3) Renault. *Thèse*. Paris, 1873.

dessus des condyles, en vertu de l'obliquité presque constante de la fracture, comme l'a établi M. Trélat, le chevauchement est toujours assez considérable et dans la plupart des cas le fragment supérieur se porte en avant, le fragment inférieur en arrière. Boyer l'avait déjà signalé tout en exagérant la saillie qu'il fait dans le creux poplité. Dans ce cas, le chevauchement et le maintien de la réduction est le premier point dont le chirurgien ait à se préoccuper.

Si la fracture porte sur l'un des condyles, la jambe ne trouvant plus l'appui du condyle détaché sera entraînée de son côté, et le raccourcissement qui se produira sera dû à une déviation angulaire dont le sommet est à la fracture, plutôt qu'à une ascension du segment inférieur du membre. On devra ramener le membre dans sa position normale, et après l'y avoir maintenu s'occuper de l'affection articulaire dont la gravité prime celle de la fracture.

Dans le cas où les deux condyles ont été séparés l'un de l'autre et du corps de l'os, il se produit le plus souvent un enclavement de la pointe que présente l'extrémité du fémur entre les deux condyles et par le fait de la contraction ou, si elle manque, de la tonicité musculaire, on aura un raccourcissement qui pourra devenir considérable. Pour opérer la réduction des fragments, le chirurgien aura d'abord à lutter contre l'action musculaire qui interpose le fémur entre les deux condyles et ensuite à prévenir son retour dans cette position.

Ici comme dans le cas précédent, la fracture est dominée par la lésion articulaire dont la gravité si terrible est bien connue, en elle-même et dans ses conséquences.

En sorte que l'indication ne sera qu'à moitié remplie si l'on ne s'occupe que de la fracture et si l'ankylose dont le malade est menacé n'est prévenue ou favorisée dans la position la plus favorable, lorsqu'on ne peut l'éviter.

Remarque. — Dans le chapitre qui précède, nous avons esquissé rapidement les indications capitales qui, dans chaque classe des fractures du fémur, dominent la thérapeutique et doivent attirer d'une façon spéciale les efforts du chirurgien. C'est à dessein que nous avons omis de parler de la période inflammatoire par laquelle passent tous les traumatismes un peu importants au premier rang desquels il convient de placer les fractures du fémur. Cette inflammation primitive devra d'abord être combattue spécialement, de même que la complication de corps étrangers dans la plaie, lorsque la fracture s'en accompagne. Nous ne voulons pas dire par là que la réduction et le maintien de la réduction ne doivent pas être opérés dès le début ; nous pensons au contraire que toutes les fois qu'on pourra le faire, sans contre-indication des moyens à employer, comme une pression trop énergique sur les tissus environnants, ce sera favoriser la disparition de l'inflammation elle-même et prévenir l'habitude d'une position vicieuse qui ne serait que plus difficile à corriger plus tard. C'est l'avis de Malgaigne :

Nous dirons même que dans certains cas, lorsqu'il s'agit, par exemple, de fractures intercondyliennes avec enclavement du fragment supérieur entre les condyles, la réduction est indiquée immédiatement dans le but de prévenir l'accumulation d'une excessive quantité de liquide (sang et syonvie) dans la cavité articulaire augmentée déjà par l'écartement des condyles, et ensuite par les anfractuosités que laissent entre elles les surfaces osseuses fracturées.

Ce que nous disions précédemment se rapporte surtout aux fractures obliques, soit du tiers moyen, soit sous-trochantériennes, ou encore de l'extrémité supérieure de l'os. On peut sans inconvénients attendre le commencement de la formation du cal pour opérer l'affrontement exact des fragments,

Nous pensons qu'il est utile pour le malade de lui éviter la gêne que causent toujours les appareils tant qu'ils ne sont pas spécialement indiqués. En adoptant cette manière de voir, nous nous rangeons à l'avis d'un grand nombre de chirurgiens.

Époque à laquelle on doit appliquer l'appareil. — Ce qui précède nous amène naturellement à la question de savoir à quelle époque on doit appliquer l'appareil qu'on a choisi. Il y a lieu de distinguer deux cas :

1° S'il existe une fracture qui ne présente pas de raccourcissement (ce qui est rare), on devra dès le début placer un appareil simple destiné à prévenir l'écartement et le chevauchement des fragments tout en corrigeant la déviation de la partie inférieure du membre qui peut exister. L'appareil de Scultet que nous avons vu employer le plus communément nous paraît remplir parfaitement cette indication. Il faut de plus ne pas perdre de vue l'inflammation, qui a pour effet d'augmenter le volume du membre et qui le prédispose à un étranglement dans le cas où l'appareil serait trop serré.

2° En thèse générale, lorsqu'il y a déplacement modéré des fragments sans complications, on peut attendre le commencement de la formation du cal et sinon la disparition, au moins le retrait de l'inflammation ; ce qui fera différer la pose de l'appareil du huitième ou dixième au quinzième jour. S'il est possible d'indiquer au praticien une époque que de très-rares complications devront faire changer, lorsqu'il a suivi le blessé depuis le début de l'accident, il n'en est plus de même lorsqu'il s'agit de préciser le terme au delà duquel il serait inopportun d'obvier au raccourcissement par un appareil spécial chez un malade dont la fracture remonterait au delà du terme que nous avons indiqué. Les différences que l'on observe dans la rapidité de la formation du cal suivant les individus et les complications rendent impossible toute règle à ce sujet. Il paraît rationnel d'admettre que tant qu'il n'y a pas de consolidation osseuse, ce dont on est averti par la mobilité des fragments au niveau du point racturé, on peut espérer un résultat pour le traitement du raccourcissement ; mais il est probable qu'il sera moins satisfaisant lorsqu'il existe déjà un cal fibreux « Dans une fracture dont la consolidation se fait régulièrement, c'est-à-dire qui met deux mois et demi ou trois mois à souder entre eux les fragments assez solidement pour qu'ils ne s'incurvent pas par la marche, je crois qu'un appareil à extension continue pourra encore être utilement posé trente jours après l'accident. On peut espérer, sinon un succès complet, au moins une diminution notable du raccourcissement. » Telle est l'opinion de M. Hennequin (1).

(1) *Archives génerales de médecine*, 1868 et 869.

Passé le premier mois, même dans les cas ou la consolidation se fait attendre, le chirurgien ne doit plus suivre d'autres indications que celles que peut lui fournir l'état du membre malade.

S'il y a de la difficulté à préciser une époque où l'on doive s'inquiéter de porter remède au raccourcissement, il n'est pas moins difficile d'indiquer le moment ou la consolidation osseuse est assez forte pour rendre inutile les moyens employés dans le but de maintenir la coaptation. Une fracture du fémur intéressant la diaphyse met en général de deux à trois mois à se consolider ; c'est également après ce laps de temps que les chirurgiens ont coutume de lever l'appareil qu'ils ont adopté. Ce temps suffisant le plus souvent dans un cas ordinaire, ne le sera pas assez dans les cas de fractures du col avec commencement de raréfaction osseuse de cause sénile. Il faut se rappeler qu'en de semblables cas l'ossification s'est fait attendre pendant une année et plus. Quelque bonne volonté qu'y mette le patient, il est clair qu'un appareil ne peut être supporté d'une façon continue pendant un aussi long temps. Du reste, comme l'indique parfaitement M. Follin (1), « ce séjour prolongé dans le décubitus dorsal exerce souvent une influence des plus fâcheuses sur la santé générale des sujets dont les fonctions nutritives s'altèrent graduellement. » Ainsi, il est des cas, surtout chez les vieillards, où l'on ne doit pas attendre la complète guérison (qui n'est d'ailleurs pas toujours possible) pour enlever l'appareil. C'est encore au chirurgien à déterminer la ligne de conduite qu'il doit suivre à cet

(1) Follin, *Pathologie externe*, tome II, page 903.

égard, en prenant en considération, outre l'état général du malade, la menace d'ankyloses multiples qui seraient la conséquence d'une immobilité trop prolongée.

TRAITEMENT

« Le traitement des fractures, dit Malgaigne, peut se réduire à ces deux grandes indications : réduire la fracture et la maintenir réduite. » A ces deux propositions si courtes s'ajoute un nombre assez considérable d'indications que nous appellerons secondaires en raison de leur moindre importance et surtout de leur peu de fréquence dans le cas particulier qui nous occupe. Nous avons déjà dit quelques mots de l'inflammation qui suit le traumatisme, comme elle ne présente ici aucune particularité notable, nous ne nous y arrêterons pas. L'ecchymose souvent considérable que présentent les fractures dont nous nous occupons ; la complication d'une plaie pénétrante ou simplement superficielle, enfin les causes diathésiques de quelque nature soient-elles, qui peuvent retarder la consolidation, réclament du chirurgien une intervention spéciale. Le cadre restreint de ce travail ne nous permet pas d'en faire l'étude.

En lisant les auteurs qui se sont occupés des fractures du fémur, on est surpris de voir le petit nombre des cas qu'ils rapportent où le raccourcissement ait fait défaut. Nous pourrions en dire autant de la rotation en dehors du membre que l'on retrouve dans toutes les fractures, quelque point de l'os qu'elles occupent et dans les cas mêmes où le raccourcissement fait défaut. Bien plus, lorsqu'il existe une pénétration réciproque qui maintient les fragments réunis, sans mobilité anormale, on trouve toujours une rotation en dehors du segment inférieur du membre, quoique moins accentuée ; c'est ainsi qu'il arrive assez ordinairement, comme l'indique Nélaton (1), de rencontrer chez les enfants une fracture transversale avec conservation complète du périoste. C'est sans doute la constance et, il faut bien le dire, l'importance de cette déviation qui a conduit l'illustre auteur que nous venons de citer à tenir compte de cette seule indication dans le traitement des fractures du fémur.

Comme la plupart des auteurs, soit anciens, soit modernes, corrigent la rotation en dehors en même temps qu'ils obvient par l'extension au raccourcissement, nous ne séparerons pas l'étude de ces deux déplacements.

La réduction des fractures de cuisse s'opère par les procédés habituels, c'est-à-dire à l'aide des mains le plus ordinairement. C'est pour l'opérateur et pour ses aides la meilleure manière d'apprécier l'utilité de leurs manœuvres et les résultats qu'ils en obtiennent. Dans les cas heureusement rares de contractures où, lorsque la contraction musculaire nécessiterait de trop grands efforts pour être vaincue, l'on pourra recourir avec avantage aux tractions élastiques modérées, aux anesthésiques. Cependant nous rejetons ces moyens dans tous les cas où ils ne sont pas absolument nécessaires.

Malgré les nombreuses difficultés que peut présenter la réduction, on comprend qu'il soit encore plus facile d'obtenir la coaptation exacte des fragments que de les maintenir dans cet état lorsqu'ils ne se prêtent pas un

(1) *Pathologie externe*, T. I.

appui réciproque. C'est ce qui peut arriver par exemple dans les fractures obliques.

Ce travail ayant pour but l'étude des moyens les plus efficaces pour opérer et maintenir la juxtaposition exacte des fragments, nous allons entrer dans quelques détails à cet égard. Nous donnerons d'abord les indications générales que toute fracture offre à remplir, et après avoir apprécié les divers procédés employés jusqu'ici nous verrons quels sont les plus efficaces dontnous puissions disposer aujourd'hui.

Ces indications sont complexes : les unes se rapportent à la fracture elle-même, les autres au blessé.

Celles qui se rapportent à la fracture peuvent être ramenées à ces quatre propositions :

1° Ramener à sa position normale le fragment supérieur quand il en a été dévié;

2° Exercer sur le fragment inférieur une traction suffisante pour rendre au membre sa première longueur. — Disposer la contre-extension de manière à ce qu'elle s'exerce parallèlement à l'axe du membre et en sens contraire de l'extension ;

3° Corriger la rotation en dehors du segment inférieur du membre;

4° Maintenir en rapport et dans l'immobilité, les surfaces fracturées.

De son côté le patient réclame :

1° Qu'on lui évite toute cause de douleur autant que faire se peut;

2° D'être dans une position qu'il puisse conserver sans trop de gêne pendant les quarante ou cinquante jours que doit durer la consolidation.

Depuis Hippocrate les moyens mis en usage pour

remplir toutes ces indications sont trop nombreux pour les rapporter tous ici. Gallien, Ambroise Paré, Fabrice de Hilden, Duverney, Baudelocque, Guy de Chauliac, J. L. Petit, etc., ont inventé des appareils aujourd'hui abandonnés, ou tellement modifiés, que leurs auteurs ne pourraient les reconnaître.

Pour simplifier l'étude de ceux qui sont encore classique et qu'on emploie de nos jours, nous croyons devoir adopter la division suivante :

1° Appareils sans extension;

2° Appareils à extension droite;

3° Appareils à extention combinée à la demi-flexion.

Appareils sans extension.

A cette classe se rapporte l'appareil de Scultet trop bien connu pour que nous le décrivions. Son emploi si fréquent de la part de tous ceux qui s'occupent du traitement des fractures indique assez tous ses avantages. Nous pensons qu'on ne peut faire un meilleur choix pendant la première période du traitement, c'est-à-dire jusqu'au quinzième jour environ. Dans les cas où le raccourcissement n'existe pas et n'est pas à craindre, nous pensons même rigoureusement qu'il peut suffire. Le seul reproche que nous puissions lui faire, est de n'avoir pas d'influence sur le raccourcissement quand il existe, ou de ne pouvoir le prévenir s'il y a lieu de le redouter.

A côté de l'appareil de Scultet nous rangerons les appareils inamovibles et amovo-inamovibles qui ont modifié d'une façon si heureuse les résultats obtenus si la contention qu'ils exerçent ne perdait peu à peu de son efficacité par suite de la diminution de volume que subit le membre, lorsque le gonflement se dissipe.

L'immobilité complète qu'ils imposent au genou détermine fréquemment une raideur articulaire qui persiste assez longtemps. Ils ont de plus l'inconvénient de masquer complétement le membre.

Les appareils amovo-inamovibles se prêtent aussi à bon nombre de reproches, s'ils n'ont pas l'inconvénient de nécessiter plusieurs applications, la rigidité nécessaire, pour qu'ils soient efficaces, rend bien douteuse l'espérance que l'on a de leur voir également répartir leur pression sans gêner les malades et en maintenant la réduction.

Les gouttières de qnelque nature qu'elles soient, articulées ou massives, ne corrigent jamais complétement le raccourcissement. Bonnet, en donnant le modèle du plus parfait des appareils de ce genre, a bien compris cet inconvénient qu'il a cherché à corriger par l'adjonction de l'extension.

Appareils à extension droite.

Lorsqu'on a voulu opposer au raccourcissement l'extention continue, la position du malade dans son lit devait être la première que l'on dut utiliser pour la cure de cette affection. Aussi n'est-il pas étonnant que l'on ait appliqué tout d'abord la force extensive à l'extrémité inférieure du membre. Les appareils construits d'après ce principe forment une classe qu'il convient d'étudier séparément, mais leur nombre trop considérable nous entraînerait trop loin si nous voulions faire l'étude de chacun d'eux en particulier. Nous nous bornerons à indiquer les principes sur lesquels reposent les principaux de ces appareils.

Le premier appareil de ce genre a été inventé par Vermandois, Desault a repris et modifié principalement cet appareil en ajoutant une ceinture aux sous-cuisses pour maintenir l'altelle externe destinée à fournir le point d'appui de l'extension et de la contre-extention.

Outre le reproche de ne pas opérer leur traction dans l'axe du membre, ils présentent comme inconvénients sérieux une insuffisance de traction dans la grande majorité des cas, de déterminer des eschares au niveau des malléoles où se prend l'extension, enfin ils exposent à des inflammations du genou en soumettant cette articulation à leur traction.

Jean-Louis Petit rejeta les attelles : il passait entre les cuisses une grande nappe ou un drap qu'il attachait à la tête du lit pour la contre-extension. Il faisait l'extension au moyen de lacs attachés au-dessus des genoux et des malléoles, et qui étaient fixés au pied du lit. Il évitait ainsi le reproche de ne pas faire agir les tractions dans l'axe du membre. Mais nous lui objecterons après M. Nélaton de porter en dehors le fragment supérieur par son sous-cuisse qui presse la partie interne de la base du membre. L'appareil d'Hagedorn, modifié par Dzondi, en prenant sur le membre et le thorax les points d'appui de la contre-extension, condamne le malade à une immobilité intolérable et par la traction extensive qu'il prend sur les malléoles, il expose aux eschares de cette région.

Les mêmes reproches peuvent s'adresser à l'appareil

de M. Truchetet qui emprisonne le malade dans un cadre. Inconvénient qui n'est pas suffisamment compensé par la facilité d'établir la contre-extension du côté sain ou du côté malade. Cet appareil, comme celui de Boyer, modifié par Laugier en ce qui concerne les moyens de prendre l'extension, ont déjà sur leurs aînés la très-grande supériorité de donner une force de traction suffisante et continue. La vis de rappel de Boyer, le treuil de M. Truchetet ne se relâchent pas comme le nœud des bandes de toile employées jusque-là par les auteurs que nous venons de citer.

Velpeau (1) décrit un appareil dû à Gresely, auquel il a accordé assez de confiance. L'extension se faisait au moyen d'une guêtre embrassant toute la jambe et le pied ; la contre-extension était prise par une large ceinture, maintenue en place par deux sous-cuisses et fixée à la tête du lit. Malgré sa grande simplicité, cet appareil est aujourd'hui complétement abandonné. L'immobilité qu'il impose au malade le rend insupportable, quelques précautions qu'on prenne de lacer convenablement la botte, au bout de quelques heures, d'un jour au plus, elle n'appuie sur le membre que par peu d'endroits et devient très-douloureuse.

Le grand pas franchi par cet appareil est certainement d'avoir substitué à des liens fixes et inextensibles des tissus élastiques, dont l'action continue remplace une force plus considérable qui ne s'exerçait qu'à un moment donné et pour ainsi dire par soubresauts.

La gouttière de Bonnet, de Lyon, est à notre sens le meilleur appareil qui ait été construit dans ce genre ; la

(1) *Archives générales de médecine*, 1832, t. XXIX, p. 509

fixité avec laquelle il maintient le bassin, la cuisse et les jambes, si l'on y joint une grande puissance d'extension et l'extrême facilité de déplacer le malade, rendent difficile de prime abord la conception d'un appareil plus satisfaisant. Mais en l'examinant de plus près, on reconnaît que la commodité est plutôt pour le chirurgien et ses aides que pour le mala de lui-même, qui n'a de libre que la tête et les b ras. De plus, son volume considérable, son prix élevé, sont les motifs du peu d'emploi que l'on en fait.

L'appareil américain, dont se rapproche beaucoup l'appareil de M. Demarquay est très-simple; la partie de la contre-extension faite par le sous-cuisse a des inconvénients que nous examinerons plus loin. Nous leur reprocherons de condamner le malade à garder invariablement le décubitus horizontal.

Tels sont les principaux appareils à extension droite. Envisagés dans leur ensemble s'ils présentent sauf la gouttière de Bonnet, une grande simplicité de facture. Leur application se fait sans difficulté, mais leurs résultats ne sont pas très avantageux. Nous pouvons dire de tous ceux qui maintiennent leur traction par un simple-nœud de bande que l'extension qu'ils produisent est insuffisante; qu'ils ne font que de l'extension répétée par la nécessité de resserrer fréquemment les bandes.

Vermandois, Desault, Boyer Hagedorne, Dzondi en prenant le point d'appui de l'extension sur les malléoles seules produisaient fatalement des escharres par la pression qu'ils étaient obligés d'exercer sur ce point. Le soulier et la guêtre ne remédient pas à cet inconvénient; comme nous l'avons déjà dit, la résistance loin de se répartir sur toute lenr surface, se restreint souvent à des surfaces limitées.

Au point de vue de la contre-extension faite par un sons-cuisse (drap ou boudin de caoutchouc), disons de suite qu'il est à peu près impossible de la limiter à la branche ischio-pubienne et que les muscles adducteurs sont toujours plus ou moins refoulés en dehors. Il suit de là que la contre-extension est elle-même une cause de déplacement des fragments. Un autre mode de contrextension que nous rencontrons dans ce cas est la ceinture abdominale ou thoracique employée simultanément ou séparément et dans ce cas réunie au sous-cuisse. La ceinture, quel que soit son mode d'emploi, est un excellent moyen au point de vue de la contre-extension. Mais elle a, à notre avis, le grand désavantage de ne pas laisser assez de liberté au malade, en immobilisant le tronc, ce qu'elle doit faire pour présenter un point d'appui suffisant.

Il faut remarquer que les muscles sont la cause principale qui s'oppose à la réduction.

Pott (1) est le premier qui mit en usage la demi-flexion; il avait remarqué que les muscles seuls pouvaient s'opposer à la réduction, et que leur résistance était d'autant plus grande qu'ils étaient plus fortement tendus, ce qui arrive quand le membre est dans l'extension.

Malgré les succès qu'obtint cette méthode en Angleterre, elle ne fut pas accueillie en France, où on lui reprochait de mettre le malade dans un décubitus latéral, et puis de perdre du côté des muscles extenseurs ce que l'on gagnait du côté des fléchisseurs. Les ex-

(1) Pott, *Œuvres chirurgicales*. Paris, 1792.

périences que fit plus tard Bonnet de Lyon pour décider s'il y a avait avantage dans l'extension ou la demi-flexion, donnaient raison à la méthode francaise contre la demi-flexion. Malgaigne (1) a repris les expériences de Bonnet sur le cadavre et sur les animaux ; cette fois les résultats ont été différents et cet auteur conclut à l'avantage de la demi-flexion. De plus il fait encore remarquer combien la position du membre dans l'extension expose à la raideur et à l'ankylose du genou, surtout par la traction continuelle que font subir à cette articulation les moyens employés pour l'extension.

Malgaigne revient encore sur cette question et fait valoir les avantages de la demi-flexion pour faciliter la réduction (2).

Aux deux objections faites plus tard à la demi-flexion, savoir le décubitus latéral et la compensation des avantages obtenus sur les muscles postérieurs par la tension du triceps, nous répondrons qu'il est facile de parer à la première objection, que pour la seconde, la flexion de la jambe arrivant au plus au milieu de sa course, le triceps n'est pas fortement tendu : ce qui du reste est largement compensé par la détente des muscles postérieurs.

Remarquons ici que la flexion de la jambe sur la cuisse, est à peu près le seul moyen efficace d'agir sur le fragment supérieur dans les cas de fracture du tiers supérieur et du tiers moyen. Nous avons vu déjà que dans ces cas le fragment supérieur se porte en avant et en dehors ; lorsque le triceps se contractera, on

(1) Malgaine, *Traité des fractures*.
(2) Malgaigne, *Traité des fractures*, p. 170.

comprend comment ses fibres tendant à se mettre parallèles avec l'axe du membre, ramèneront à sa place le fragment supérieur ; nous admettons ici que la jambe et le fragment inférieur sont maintenus de manière qu'il n'y ait pas de raccourcissement.

Les appareils employés jusqu'à ce jour pour placer le membre dans la démi-flexion et bénéficier de l'extension sont les plans inclinés que nous allons étudier et quelques appareils dus à MM. Lefort, Martin et Hennequin, qui mériteront de nous arrêter.

Le but que se sont proposé les chirurgiens en employant les plans inclinés était de faire servir le poids du corps à la contre-extension pendant que la jambe fixée sur le plan incliné inférieur servait à l'extension. Cette idée est très-ingénieuse sans doute, malheureusement elle paraît *d'une grande* difficulté à appliquer dans des conditions satisfaisantes. En effet, lorsque le membre est placé sur un double plan incliné, toute la résistance se fait au sommet, et par conséquent par une surface restreinte ; de là des douleurs et des eschares au creux poplité. Dupuytren, pour parer à cet inconvénient, remplaça les planches par des coussins empilés ; on comprend que ce procédé n'ait jamais donné aucun résultat, l'affaissement des coussins ne se fait pas attendre et il n'y a plus ni extension ni contre-extension.

Force fut de revenir aux plans inclinés résistants ; alors on essaya d'adoucir l'angle du pupitre, de le ma telasser, même de le remplacer par une toile tendue, ce qui ne changeait guère la solution du problème. Si le nouveau point d'appui était assez résistant pour opérer une extension efficace, on avait les mêmes inconvénients ; si l'effacement de l'angle était par trop grande il ne servait plus à l'extension qu'on prenait sur le cou-de-pied, et dans ce cas la traction n'avait pas seulement à lutter contre la résistance musculaire, mais encore contre la pesanteur d'une partie du poids du membre.

Cette idée du plan incliné a subi un grand nombre de modifications. Dans le début, l'appareil n'était fait que pour recevoir le membre malade et on s'aperçut que le bassin soulevé du côté blessé, reposait par le côté sain et communiquait au fragment supérieur le mouvement de rotation qu'il exécutait. Cette rotation s'accentuant à mesure que le plan du lit se déprime sous le poids du corps, la contre-extension disparaissait. Astley Cooper y remédia en donnant au plan incliné dont il se servait une largeur suffisante pour y placer les deux membres dans une position bien symétrique, par ce moyen il évitait la rotation du bassin, mais il reste encore à la charge de l'appareil l'inconvénient du seul point d'appui de l'extension, se faisant au creux poplité.

De même que dans l'extension droite, l'attelle de Vermandois par ses transformations avait été remplacée par l'appareil cuirasse de Bonnet, nous voyons dans la position demi-fléchie le plan incliné (simple pupitre) se transformer en lit complet. Cette modification a pris naissance en Angleterre, où elle a été perfectionnée par Earle et Amesbury. Il y a quelques années, M. L. Beau, en France, a fait connaître le plus parfait des appareils qui existe dans ce genre; nous en avons trouvé un excellent rapport dans la thèse de M. Rochefort (1), son élève.

Quels que soient d'ailleurs les nombreux avantages

(1) Rochefort. Thèse. Paris, 1872.

que présente cet appareil, son volume, sa complication et son prix l'empêcheront d'entrer dans l'arsenal thérapeutique de bon nombre de praticiens. Du reste, nous avons à lui adresser le reproche de prendre sur la peau de la cuisse au moyen de bandelettes de diachylon ses points d'appui servant à l'extension. Nous pensons que dans tous les cas ce procédé est défectueux.

L'élasticité de la peau, le glissement facile qu'elle présente, surtout au niveau des parties molles abondantes comme à la cuisse, transportent à la racine du membre sur le fragment supérieur l'extension qui devrait se limiter au fragment inférieur en très-grande partie.

A cet inconvénient viennent se joindre les mauvaises conditions dans lesquelles la peau se trouve placée par la traction qu'elle supporte et par les bandes de diachylon qui l'exposent elles-mêmes à des excoriations.

Nous ne comprenons pas d'ailleurs comment une plaie à la cuisse un peu importante, surtout si elle était transversale, pourrait se cicatriser avec une semblable traction exercée sur la peau.

En dernier lieu nous devons rappeler contre cet appareil le reproche d'immobiliser par trop le patient, que nous avons adressé aux précédents.

L'appareil de M. Lefort se range dans une classe toute spéciale par la facilité qu'il présente de s'appliquer dans la position que l'on désire, et de ne pas avoir son indication limitée à une situation spéciale du membre. Nous avons le regret de ne l'avoir pas vu appliquer et de baser nos appréciations sur la simple lecture de la description qui nous l'a fait connaître.

Nous ferons remarquer, comme ne répondant pas

complétement à notre désir, que l'extension se fait par un seul point, sur le segment inférieur au segment blessé, que la traction, avant de se faire sentir sur le fragment supérieur, est supportée tout entière par le genou, ou, si l'extension se fait par des anses de diachylon nous adresserons les mêmes objections que nous avons faites à M. Beau qui a adopté le procédé de M. Lefort.

Au point de vue de la contre-extension, l'appareil de M. Lefort nous présente également deux cas : ou elle se fait uniquement par un bourrelet appliqué contre l'ischion ; ou à ce bourrelet s'ajoutent deux béquillons qui viennent s'appuyer aux aisselles. Faite par le simple bourrelet ischiatique, elle nous paraît insuffisante à cause de la douleur qu'il doit déterminer et le rend intolérable. Les béquillons sont certainement d'excellents points d'appui, ils n'ont de tort que d'immobiliser le tronc. Il nous reste à voir l'appareil de M. Hennequin ; nous ne pouvons mieux faire comme description que citer l'auteur lui-même.

« Pour plus de clareté je diviserai la description en trois parties :

La première comprendra la gouttière ;

La seconde les pièces destinées à faire l'extension ;

La troisième les pièces destinées à faire la contre-extension.

La gouttière se compose de deux armatures articulées au niveau du genou et complétement indépendantes ; l'une embrasse la cuisse et l'autre la jambe.

La première est formée de deux bandelettes longitudinales de beaucoup plus longues que le fémur, réunies entre elles par deux autres bandelettes demi-circulaires. L'espace quadrangulaire compris entre les bandelettes longitudinales et demi-circulaires est occupé par du tissu en fil de fer qui le transforme en gouttières coniques. La seconde pièce, destinée à la jambe, se compose de deux bandelettes latérales réunies à leurs extrémitées inférieures par une pédale encadrée.

Les extrémitées supérieures sont courbées en croissant et taillées en râpe pour empêcher le glissement, des trous percés de distance en distance reçoivent des boulons à écrou qui traversent les rainures pratiquées dans les bandes longitudinales de la gouttière crurale, et fixent l'armature inférieure à la supérieure dans n'importe quelle position.

La pédale peut s'incliner à droite ou à gauche. Le cadre protége le pied contre les agents extérieurs. Il porte les galets servant de poulies de réflexion aux élastiques, le membre étant dans sa position rectiligne.

Les pièces destinées à l'extension sont au nombre de deux, une molletière à rigole et une sorte de bracelet qui s'applique au-dessus du genou.

La molletière, de forme demi-cylindrique, est en cuir moulé; sa concavité est rembourrée dans une partie de son étendue seulement : une rigole longitudinale correspond aux vaisseaux et nerfs proplités, sa face convexe porte une paire de muscles artificiels terminés par des lanières que l'on fixe à des boutons disposés à cet usage sur la face interne des bandes longitudinales de la gouttière crurale. La molletière se place sur les gastrocnémiens aussi haut que possible ; elle n'est qu'une poulie de réflexion qui transforme en traction le poids de la jambe qui devient un levier du premier genre dont la résistance est à l'extrémité supérieure du tibia ; la puissance dans la longueur du bras de levier inférieur ; le point d'appui au siège d'application de la paire de muscles. Si j'ai fait appliquer plusieurs boutons sur la face convexe de la molletière, c'est pour varier à volonté la longueur des bras de levier. Plus le point d'appui se rapprochera de l'extrémité supérieure du tibia, plus la puissance sera considérable et réciproquement.

La seconde pièce est une sorte de bracelet formé de deux demi-cylindres, réunis en dessous par un lacet, en dessus par des bandes armées de boucles. Ainsi disposé, ce bracelet peut s'adapter à tous les membres. Il est en cuir moulé, très-fortement rembourré au niveau des condyles du fémur. Chacun des demi-cylindres porte un bouton destiné à recevoir une muscle artificiel qui va se fixer à la bandelette longitudinale, et concourt à faire l'extension.

Les pièces qui servent à faire la contre-extension sont au nombre de trois, l'une par la fosse iliaque externe, l'autre pour la branche horizontale du pubis, la troisième pour la tubérosité ischiatique.

La première est une palette ovalaire portée par une tige coudée à angle droit, le second est un petit coussin en forme de boudin traversé selon son axe par un canal dans lequel s'engage l'extrémité d'une autre tige coudée, semblable à la première. La troisième a la forme d'un croissant à concavité supérieure elle est fixée à la bandelette dem-icirculaire supérieure qu'elle devance d'environ 3 centimètres.

J'arrive à la description de la partie la plus compliquée de l'appareil. J'attire l'attention sur son mécanisme particulier qui n'a que quelques points de ressemblance avec celui qui existe dans les autres appareils.

Les deux tiges coudées à angle droit dont l'une supporte la pelote iliaque et l'autre le coussin pubien, traversent une sphère en buis coupée en deux parties selon un de ses grands cercles. Sur la surface de section est creusée une rainure, qui est transformée en canal par la juxtaposition des hémisphères. La largeur du canal étant plus petite que l'épaisseur des deux tiges réunies, les hémisphères ne peuvent arriver au contact qu'en les pressant fortement l'une contre l'autre.

La sphère de buis est reçue dans une coquille à deux valves fortement échancrées : c'est si on le veut une sphère creuse à laquelle on aurait enlevé deux larges calottes sphériques à ses pôles.

Les deux valves sont réunies à une de leurs extrémités par une charnière, à l'autre par une vis de pression. Le sphéroïde qui les a engendrées est plus petit que la sphère qu'elles reçoivent dans leur écartement. Leurs surfaces concaves sont hérissées de dents qui mordent dans la sphère de buis, arrêtent ses mouvements, et la fixent dans une position quelconque.

L'une des valves est articulée à une tige d'acier coudée à angle droit traversant des coussinets rivés aux bandelettes longitudinales de la gouttière crurale. Les coussinets arrêtent tout à la fois son mouvement de rotation et de va-et-vient.

L'ensemble de ce mécanisme forme (qu'on me passe l'expression) une sorte de collier qui embrasse la racine du membre inférieur en s'appuyant sur les saillies de l'os des iles, comme le collier embrasse le cou du cheval et prend ses points fixes sur le squelette des épaules, pendant la traction. Les pièces mobiles peuvent être arrêtées dans une position donnée et permettent de soulager un des points d'appui en reportant sur les autres toute la contre-extension,

Maintenant je vais démontrer comment on peut

prendre des points d'appui sur le côté du bassin opposé au membre contenu dans l'appareil. Voyons d'abord comment on procède à l'application de l'appareil dans le cas qui se présente le plus fréquemment: la fracture de cuisse. On place le bracelet au-dessus du genou et la molletière sur les jumeaux; on passe la gouttière sous la cuisse en ayant soin que la tubérosité de l'ischion vienne s'arc-bouter contre le croissant. Le membre est mis en abduction modérée, la pelote ajustée sur la fosse iliaque externe et le coussin sur la branche horizontale du pubis, à moins toutefois qu'on ne remplace ce dernier par une autre pelote iliaque. Les pièces étant bien assujetties contre les saillies osseuses, on les fixe dans leur position respective par les vis de pression de la coquille et du coussinet.

On procède ensuite à l'extension : c'est du reste très-simple, lorsqu'on met le membre en première position. La jambe étant fléchie à angle droit et pendante, on accroche les lanières qui terminent les muscles artificiels aux boutons disposés sur la face interne des bandelettes de la gouttière crurale.

Dans les cas ordinaires l'armature de la jambe n'est pas nécessaire ; elle n'est réellement utile que quand on veut exercer une traction considérable sur le mollet. Alors le pied devra être fixé sur la pédale pour empêcher la jambe d'être ramenée dans l'axe de la cuisse par uue traction un peu vigoureuse. »

Il ressort de cette description à l'avantage de l'appareil de M. Hennequin sur tous ceux que nous avons vus, qu'il est le seul qui prenne trois points d'appuis de contre-extension sur le squelette du bassin, sans gêner pour cela les mouvements du tronc; le patient, en effet, peut s'asseoir sur son lit assez commodément pour manger; cette contre-extension se faisant par trois points bien distincts présente l'avantage de soulager celui de ces trois points qui souffre, en reportant toute la force extensive sur les deux autres. Il est même possible, avec le même appareil, de reporter du côté sain une partie de la contre-extension, le point d'appui de la fosse iliaque ou le point d'appui pubien : seul le bourrelet ischiatique ne peut se transporter.

L'extension, comme l'indique la description de l'appareil, se fait par deux bracelets, dont l'un prend ses points d'appui sur les condyles fémoraux, qui transmettent directement la traction; l'autre bracelet, en embrassant la partie supérieure du mollet, et prenant son point d'appui sur la masse musculaire des gastrocnemiens, transforme le poids de la jambe en levier du premier genre, qui attire en avant le segment inférieur du fémur. Il faut remarquer encore cette disposition de l'extension qui permet de soulager alternativement l'un des points d'appui et évite ainsi le reproche que nous avons adressé aux premiers appareils, de faire supporter de trop grandes tractions à l'articulation du genou et de déterminer des arthrites.

Le bracelet supérieur pouvant seul opérer les tractions nécessaires à l'extension, laisse toute facilité pour imprimer au membre les mouvements que réclame soit une arthrite, soit une menace d'ankylose, sans pour cela être obligé de déranger l'appareil, ni même de cesser l'extension.

L'appareil mécanique de M. Hennequin est assez connu pour que nous n'ayons pas à insister sur les avantages qu'il présente au point de vue de l'état général du malade, qui peut s'asseoir dans son lit, être transporté dans un fauteuil et même en voiture, sans que l'extension en soit diminuée.

Nous citerons encore au rang des avantages de cet appareil de laisser le membre complétement libre, sans aucun lien ou autre pièce de pansement au niveau de la fracture ; Boyer mettait cette clause à remplir à tout appareil ; du reste, presque tous les chirurgiens, ont considéré comme très-avantageux de tenir le membre à l'air pour donner au cal plus de solidité.

Cet appareil tombe assurément sous le coup des mêmes reproches que la gouttière de Bonnet, l'appareil de M. Lefort et tous les lits mécaniques ; il est d'un certain volume, d'un prix assez élevé, qui enlève à bon nombre de praticiens la facilité de l'avoir : à part ces désavantages matériels, je crois qu'au point de vue du résultat qu'il est possible d'en attendre pour le traitement des fractures de cuisse, il ne laisse rien à désirer.

On a reproché aux appareils à extension de causer de la fièvre, un malaise général, de l'inappétence. Nous pouvons dire que dans les quinze ou vingt fois qu'il nous a été donné de voir appliquer les appareils à extension, nous n'avons jamais remarqué ce fait comme devant être la conséquence de l'appareil ; nous donnons, d'après nos deux dernières observations, l'histoire de deux hommes traités, l'un à Lariboisière, avec l'appareil mécanique, l'autre à Necker, avec l'appareil modifié dont nous allons parler.

Nous n'avons pas remarqué chez l'un ni chez l'autre de ces individus de mouvement fébrile ni de malaise ils ont conservé et ont encore un excellent appétit et un bon sommeil, malgré la chaleur que nous avons eue ces derniers temps.

Du reste, M. Gosselin nous paraît revenir des accusations qu'il portait contre cette méthode de traitement, puisque l'année dernière et au commencement de cette année il a demandé à M. Hennequin l'application de ses appareils dans son service à la Charité. Deux des observations que nous donnons à la fin de ce travail ont été prises dans le service de M. Gosselin.

Nous ne pouvons pas passer sous silence l'œdème du membre ; nous ne le nierons certes pas, il existe et très-notable, comme la position déclive de la jambe devait le faire prévoir. Mais M. Hennequin nous a dit ne l'avoir jamais vu occasionner aucun accident. Quelques jours de repos horizontal dans le li suffisent pour le faire disparaître.

On reproche à tous les appareils à extension de causer de la douleur ; il est des cas assez nombreux, il est vrai, où elle se fait sentir assez péniblement pendant un jour, deux jours au plus ; dans ces cas encore, elle n'a rien d'atroce, comme l'ont indiqué certains auteurs, et l'on peut dire que, dans l'espérance de rémédier à un raccourcissement, 99 malades sur 100 la supportent très-facilement. Du reste, si quelques malades se plaignent de ressentir de véritables douleurs, le plus grand nombre n'accuse qu'une gêne, un tiraillement dans le segment inférieur de la cuisse et au niveau des ligaments latéraux. Il existe, du reste, un excellent moyen d'atténuer cette douleur, sinon de la conjurer complétement : c'est d'habituer le membre à la position nouvelle qui est donnée, en le laissant sans tractions, ou en les faisant insignifiantes pendant les premiers jours. A ce propos, nous devons dire que les tractions ne doivent pas toujours être les mêmes, que leur force doit être proportionnée à la puissance musculaire de l'individu et aussi suivant la hauteur de la fracture. Une femme inactive, peu musclée et d'un certain âge, demandera, *à priori*, qu'on emploie moins de force que pour un homme fortement constitué et jeune.

Les nombreuses expériences qu'a faites M. Hennequin l'ont amené à poser, comme limites extrêmes de traction, 3 et 6 kil. Si l'on réfléchit que cette traction extensive se fait par des tissus élastiques qui agissent sans cesse et épuisent la force musculaire, on n'aura pas à craindre de voir lutter les muscles bien longtemps contre une traction même faible.

Si au contraire la force extensive était poussée trop loin, avec la facilité que l'on a de soulager les points d'appui de l'extension et de la contre-extension et par là d'éviter la douleur, on pourrait craindre, ce qui est déjà arrivé, de dépasser les bornes et d'avoir de l'allongement.

On le comprend, la sagacité du chirurgien doit intervenir dans ces appréciations, pour lesquelles il est impossible de fixer de règle.

Les résultats que M. Hennequin obtenait avec son appareil devaient forcément le conduire à rechercher les moyens d'en rendre l'application plus générale, en permettant à tous les chirurgiens de le construire eux-mêmes, avec la plus grande facilité à l'instant où ils en ont besoin.

C'est dans ce but que M. Hennequin a construit le nouvel appareil que nous lui avons vu appliquer ; il n'entre, en effet, dans sa construction, que des pièces à pansements ordinaires dans le traitement des fractures de cuisse.

Voici de quoi se compose et comment s'applique cet appareil.

Un bandage ouaté compressif enveloppe le pied, la jambe et le quart inférieur de la cuisse, un drap fanon roulé sur deux attelles latérales forme une gouttière artificielle· La contre-extension est faite par une alèze attachée au montant du lit et comprenant, dans son anse, la racine de la cuisse.

Le membre est placé, comme dans l'appareil mécanique, en dehors du lit, demi-fléchi et en abduction modérée ; le pied repose sur une chaise. Une serviette ployée en cravate est appliqnée par son plein sur les condyles du fémur, et ses deux chefs, après s'être croisés au niveau du creux poplité, sont ramenés et noués au devant de l'épine du tibia. Une petite corde est attachée et fixée à l'anse que fait la serviette à cet endroit, puis est ramenée sur le dossier de la chaise, où une petite encoche l'empêche d'aller à droite et à gauche.

Les poids destinés à la traction sont attachés à l'extrémité libre de la corde.

Tel est dans son ensemble cet appareil qui présente, on le voit, la plus grande simplicité. Il offre cependant, au point de vue du traitement de la fracture, les mêmes avantages que l'appareil mécanique beaucoup plus compliqué.

Il semblerait que nous sommes illogique en employant et en décrivant comme avantageux le moyen que nous proposons pour la contre-extension. Nous avons, à l'occasion des appareils de J. L. Petit, de Desault, de Boyer, etc., combattu la contre-extension pour les sous-cuisse, en lui reprochant de presser contre la partie supéro-externe de la cuisse et de refouler encore en dehors le fragment supérieur dont la tendance est de se porter de ce côté là.

Ce reproche était fondé quand les muscles étaient dans le relâchement, et laissaient la pression s'exercer directement sur l'os ; maintenant que la cuisse est en abduction, les muscles sont tendus et supportent seuls la pression interne qui serait du reste contre-balancée par la pression externe à la cuisse, si elle était nuisible, ce qui n'est pas. De plus, dans les appareils à extension droite sans abduction, le sous-cuisse n'occupe que le pli génito-crural, et va prendre son point d'appui dans l'axe même de la cuisse.

L'extension qui se prend par une cravate en huit de chiffre sur les condyles fémoraux et à la partie supérieure de la masse musculaire de la jambe n'a pas l'inconvénient de tirer uniquement sur l'articulation du genou, et prend ses points d'appui sur des parties qui transmettent la traction, sans causer de douleur.

Le succès le plus complet qu'a obtenu M. Hennequin, les quinze fois qu'il a appliqué cet appareil, est l'argument péremptoire en faveur de notre opinion. Nous en rapportons deux cas à la fin de ce travail.

Nous n'établirons point de parallèle entre l'appareil mécanique et l'appareil modifié. Il reste toujours à l'avantage du premier, par la facilité qu'il donne de transporter le malade dans sa chambre et même dehors. Le second, prenant sa contre-extension sur le lit et son extension par des poids, il est impossible de changer le malade de son lit, sans lui faire perdre le bénéfice de l'extension.

Remarque. — En présence des données si contraires

que nous fournissent les expériences cadavériques de Bonnet et de Malgaigne,nous avons cherché sur le cadavre la justification de la position du membre et des tractions que nous employons. Les difficultés qui ont embarrassé les auteurs que nous venons de citer ne nous permettent pas après eux d'être bien affirmatif. Nos expériences ne sont, du reste, pas suffisamment nombreuses pour nous permettre de juger définitivement la question. Cependant nous pouvons dire, avec Malgaigne, que la demi-flexion comme nous la pratiquons ne nuit certainement pas à la coaptation; elle nous paraît plutôt la favoriser.

Dans cette position, la traction paraît se disséminer également sur tous les muscles du pourtour de la cuisse, même dans le cas de fractures multiples.

Les fragments, par le fait de l'extension, sont ramenés dans leur position normale, sauf l'espace qu'ils laissent entre eux, n'ayant plus pour les rapprocher la contraction et la tonicité musculaire.

Plus de cinquante observations ont été mises à notre disposition par M. Hennequin. Leur longueur ne nous a pas permis de les rapporter ici nous en avons pris quatre au hasard dans les dernières. A part quelqnes cas malheureux où le membre a présenté de l'allongement, nous pouvons dire que le résultat de toutes les autres a été très-satisfaisant. Nous avions déjà constaté l'année dernière à l'hôpital Necker les heureux résultats de l'extension; nous avons pu suivre jusqu'à ce jour deux malades qui sont dans les meilleures conditions de guérison; nous donnons leurs observations, tout incomplètes qu'elles sont, dans le but de faire voir que l'extension ne cause ni fièvre, ni inappétence, et ne détermine pas d'absence de sommeil. Ces malades, en effet, n'ont présenté aucun de ces symptômes; malgré les chaleurs que nous venons de subir.

Observation Ire

(communiquée par M. Hennequin).

Hôpital de la Charité (service de M. Gosselin).

Fracture de cuisse droite par cause indirecte. — Siége à la partie moyenne. Raccourcissement, 3 centimètres. — Épanchement modéré dans le genou. — Appareil de Scultet. — Appareil à extension modifié. — Durée de l'extension, 46 jours. — Force de traction, 4 k. — Consolidation. — Cal imperceptible. — Conformation régulière. — Persistance de l'épanchement. — Pas de raccourcissement ni de mobilité latérale. — Flexion aux 3/4.

Le 23 février 1876 est entré, salle Sainte-Vierge, n° 4, B. (Pierre), âgé de dix-neuf ans, domestique, d'une forte constitution (pas de maladie antérieure), d'une stature élevée. Les muscles sont peu développés. Le jour de sa réception à l'hôpital il fut renversé sur le côté droit, étant dans la rue, par un chien de grande taille lancé à toute vitesse qui lui passa entre les jambes. Il n'entendit aucun craquement, ne sentit aucune douleur. La chute lui causa si peu de souffrance qu'il se mit à rire de sa mésaventure; mais la scène changea lorsqu'il voulut se lever. Au rire succéda l'inquiétude, son membre était inerte. Deux personnes le mirent sur pied. Il essaya, mais en vain, de faire quelques pas; la cuisse allait de tous les côtés. Transporté à l'hôpital, M. Gosselin constata le lendemain matin une fracture de la cuisse droite, siégeant vers la partie moyenne, caractérisée par de la crépitation, de la mobilité anormale, un épanchement modéré dans la cavité du genou et un raccourcissement d'environ un centimètre. Le membre fut mis dans un appareil Scultet. Le blessé, qui est d'une nature impressionnable, même un peu nerveuse, dormit peu les jours suivants, perdit l'appétit et n'eut que peu de douleurs. Le 1er mars, l'appareil est visité : il n'y a pas trace de consolidation, la mobilité anormale est aussi grande, la crépitation aussi nette, le raccourcissement d'un centimètre et demi, l'épanchement inter articulaire n'a pas augmenté, le membre présente une très-légère déformation antéro-externe. Le 10, l'état est exactement le même; le malade souffre lorsqu'on exerce sur son membre une faible traction ou lorsqu'on lui imprime le plus petit mouvement. Le 19, pas de consolidation, la déformation est un peu plus accusée, le raccourcissement est de 3 centimètres, ce qui décida M. Gosselin à remplacer l'appareil Scultet par notre appareil à extension continue modifié. Un bandage ouaté compressif enveloppe le pied, la jambe et le quart inférieur de la cuisse. Un drap fanon roulé sur deux attelles latérales forme une gouttière artificielle; la contre-extension est faite par une alèze attachée aux montants du lit et comprenant dans son anse la racine de la cuisse, un poids de 2 kilogrammes fait l'extension. Le membre est placé en première position; la flexion du genou a été très-douloureuse, fait assez rare chez un sujet jeune. Après trois semaines d'immobilité cependant, l'épanchement était très-modéré. Les jours suivants, le malade accuse de la douleur au niveau de la fracture et du côté externe du genou. Peu de sommeil malgré l'opium, l'appétit reste languissant.

Le 21 mars, la tolérance commençant à s'établir, on ajoute encore 1 kilogramme. On porte la traction à 4 kilogrammes.

Les douleurs n'augmentent pas. Potion au chloral. A partir de ce moment le sommeil a été bon, l'appétit est revenu, les douleurs ont disparu, la traction a été conservée telle jusqu'à la fin du traitement.

Le 27 mars, suppression de la potion chloralée, plus de douleurs, tolérance parfaite, bon appétit, conformation régulière du membre. la consolidation commence à se faire.

Le 15 avril, l'appareil est resserré, la consolidation est très-avancée, la conformation de la cuisse est très-régulière, le cal est à peine sensible. Cependant sur la face extérieure du membre on sent une petite nodosité au niveau de la fracture. De temps en temps seulement le malade éprouve quelques élancements de courte durée, comme dans presque toutes les fractures du reste.

Le 18 avril, le malade, qui, comme nous l'avons déjà dit, est très-impressionnable, accuse une douleur au niveau des insertions des ligaments latéraux de l'articulation fémoro-tibiale lorsqu'on dérange la jambe de sa position habituelle.

Le 4 mai, l'appareil est enlevé. La cuisse a une conformation régulière, le cal est à peine perceptible, sinon à la partie antérieure, où l'on sent cette petite nodosité.

Le membre résiste parfaitement aux efforts que l'on fait pour le fléchir, ce qui prouve la solidité du cal. L'épanchement du genou persiste, on sent encore de la fluctuation et on produit facilement le choc rotulien. Le pied est très-œdématié, la jambe et la face postérieure de la cuisse le sont modérement, le genou est empâté, le membre prend assez facilement la position rectiligne. Néanmoins un rouleau de ouate est placé sous le creux poplité. Une mensuration faite dans des conditions défectueuses, à cause de l'œdème, ne fait pas prévoir de raccourcissement.

Le 7 mai, l'œdème est beaucoup diminué, le pied et le genou conservent de la raideur, le cal n'augmente pas. La mensuration accuse une légère différence en faveur du membre blessé. Flexion au cinquième.

Le 12 mai, l'œdème continue à diminuer lentement; le pied conserve de la raideur, ainsi que le genou, dont l'épanchement est un peu moins abondant. Le malade enlève facilement son membre, le cal n'augmente pas, la flexion se fait au tiers. Mensuration faite très-exactement et à plusieurs reprises, par les parallèles. Aucune différence de longueur.

Le 23, l'œdème à complétement disparu, l'épanchement du genou persiste, il n'y a plus d'empâtement péri-articulaire. Demi flexion. Le malade se lève, la face dorsale du pied est envahie par une rougeur purpurine.

Le 27 mai, le membre est un peu atrophié, le cal est à peine perceptible, la petite nodosité a disparu, le pied a recouvré tous ses mouvements, l'épanchement du genou persiste, mais sans augmenter et sans faire souffrir le malade. Demi-flexion, pas de motilité latérale. La mensuration par les parallèles n'accuse aucune différence de longueur entre les deux membres. Le malade marche sur des béquilles, et porte sur son membre blessé. Jusqu'ici pas de raccourcissement consécutif.

Le 6 juin, M. Gosselin ne trouve aucune trace de raccourcissement, le membre est très-bien conformé, mais un peu atrophié, l'œdème n'a pas reparu, le cal est imperceptible, le genou renferme toujours une certaine quantité de liquide, mais sans empâtement périphérique. Pas de mobilité latérale, la flexion se fait au trois quarts. sans douleur, malgré l'épanchement; la rotule paraît élargie transversalement, bien que la mensuration ne révèle aucune différence dans le diamètre transversal des rotules. La marche est facile avec des béquilles; nous mesurons le membre et nous ne rouvons aucune différence. Le malade part pour Vincennes.

Observation II

(communiquée par M. Hennequin).

Fracture de la cuisse droite par cause directe. — Siége. — Partie moyenne. — Raccourcissement, 3 c. — Épanchement assez notable. Appareils. — Double plan incliné. — Appareil à extension modifié avec gouttière crurale. — Durée de l'extension, 47 jours. — Force de traction, 4 kilog. — Consolidation. — Cal un peu exubérant. — Conformation assez régulière. — Persistance de l'épanchement. — Flexion, 3/4. — Raccourcissement consécutif, 1 cent. faible

Le 25 février 1876, est entré à l'hôpital Necker, salle Saint-Pierre, n° 39, service de M. Désormeaux, G., âgé de 30 ans, d'une bonne constitution, de taille moyenne, assez bien musclé, n'ayant dans ses antécédents morbides que des fièvres d'Afrique, suites d'habitudes alcooliques.

Le 24 février, dans la nuit, en voulant monter dans sa voiture, il tomba à la renverse, et une des roues lui passa transversalement sur la cuisse droite. Il éprouva une douleur très-vive sans éprouver la sensation de craquement. Relevé par deux hommes qui le mirent sur pied, il ne put se servir de son membre inférieur droit; les mouvements qu'il essayait de faire donnaient lieu à une crépitation très-nette.

Transporté à l'hôpital le lendemain matin, la crépitation, la mobilité anormale, la perte absolue de fonction du membre, le gonflement ne laissèrent aucun doute sur l'existence d'une fracture. Le raccourcissement était peu accusé. Le membre fut placé sur deux coussins formant plan incliné; quatre jours après il fut mis dans l'appareil Martin, où il resta jusqu'au 14 mars. A cette date, la cuisse, modérement gonflée, faisait une courbure en arc de cercle à convexité externe. Le fragment supérieur était saillant en dehors, le genou renfermait une quantité assez notable de liquide décélé par le choc rotulien et la fluctuation, le raccourcissement était de 3 centimètres, la consolidation commençait à se faire, il n'y avait plus de crépitation, mais on produisait encore la flexion du levier osseux au niveau de la fracture. Un bandage ouaté compressif est appliqué sur le pied, la jambe et le quart inférieur de la cuisse. Une alèze pliée en cravate, embrassant la racine du membre blessé dans son anse, est fixée par ses deux chefs aux montants du lit. La cuisse est placée dans une gouttière crurale bien garnie, fortement échancrée, au niveau du creux poplité, un drap fanon également plié en cravate est appliqué en 8 de chiffre sur les condyles du fémur et sur le mollet. Le membre est placé en première position, et en abduction modérée ; le pied repose sur une chaise, une petite corde est fixée dans l'anse, formée par le drap fanon au niveau de crête du tibia, puis amenée sur le dossier de la chaisse, qui forme poulie de réflexion. Une petite encoche pratiquée dans le dossier empêche la corde de glisser à droite ou à gauche. Une bande passée dans des oreillers, soudés au montant de la gouttière supporte une partie du membre. Un sac contenant 2 kilog. de sable est attaché à la corde. — Les jours suivants le malade accuse une faible douleur dans le genou et au niveau du condyle interne du tibia et de la tête du péroné ; le sommeil est un peu troublé.

Le 19 mars la tolérance paraissait établie, on ajoute 2 kilog, qui portent la force de traction à 4 kilog. Elle n'a pas été augmentée dans le cours du traitement.

De temps en temps on enduit la corde de savon pour faciliter son glissement sur le dossier de la chaise. Le malade accuse de la gêne plutôt que de la souffrance, le pied et le bas de la jambe sont engourdis ; la cuisse est légérement œdématiée, l'état général est très-bon, sommeil interrompu. Le 21, l'engourdissement a disparu, la tolérance est établie, le malade n'éprouve plus que quelques élancements, la déformation de la cuisse est corrigée, son œdème diminué.

Le 1er avril, même état, légère douleur au niveau de la tête du péroné; la corde est placée à côté du condyle interne du tibia, pour diminuer la pression sur la tête du péroné. Le 14 avril, l'œdème a presque complétement disparu, la conformation du membre est régulière, la consolidation paraît très-avancée, on ne peut plus faire fléchir le fémur au niveau de la fracture. Bon appétit, sommeil excellent.

Le 30 avril, l'appareil est enlevé. La conformation du membre est régulière, le cal est à peine sensible, le genou est légèrement empâté, et ne renferme plus qu'une très-petite quantité de liquide, le redressement complet du membre ne peut être obtenu, un petit rouleau de ouate est placé sous le creux poplité. Le pied et le bas de la jambe sont légérement œdématiés. Les efforts que nous faisons pour obtenir la flexion du fémur restent impuissants, ce qui prouve que le cal est solide, le membre paraît avoir la même longueur que l'autre.

Le 2 mai, l'œdème de la jambe et du pied a disparu, le genou renferme une quantité assez notable de liquide (empêchant le redressement), il est empâté et fluctuant, il n'est pas douloureux, la flexion se fait au tiers. Le cal augmente, l'œdème de la face postérieure de la cuisse a presque entièrement disparu. Le malade soulève facilement son membre. Le fragment inférieur est un peu empâté, ce qui nous fait craindre un travail de ramollissement dans le cal. La mensuration faite à plusieurs reprises par les parallèles, en prenant toutes les précautions possibles, n'accuse aucune différence de longueur entre les deux membres. Bain sulfureux. Bandage compressif sur le genou.

Le 14 mai, le genou est encore légèrement empâté, l'épanchement a beaucoup diminué, la flexion se fait au tiers, la cuisse reste un peu plus volumineuse, ce qui empêche d'explorer le cal et de se rendre compte des modifications qu'il a subies.

Nouvelle mesuration, 1 centimètre de raccourcissement.

Le 21 mai, l'épanchement et l'empâtement sont très-peu considérables, la flexion se fait à moitié, il n'y a pas de mobilité latérale, le cal a augmenté d'une manière sensible. M. Désormeaux mesure le membre et trouve 1 centimètre de moins que du côté opposé. Le malade se lève et marche avec des béquilles. Douches de vapeur, friction avec le baume Opodeldoch. Le 25 mai, sous l'influence de la marche, l'épanchement du genou est un peu augmenté, bien que l'articulation ne soit pas douloureuse. La flexion se fait à moitié, le malade marche presque sans claudication, même sans béquilles, le genou se porte légèrement en dedans. Cette petite déformation s'est produite en même temps que le raccourcissement. État général excellent; le malade sort en permission.

Le 28 mai, l'épanchement du genou diminue, la flexion se fait aux trois quarts. Le fragment inférieur est recouvert jusqu'au genou par le cal un peu exubérant. Le membre conserve une légère direction en dedans. La marche est très-facile sans béquilles et sans bâton comme il n'existe plus de claudication véritable, mais un peu d'hésitation seulement. La mensuration par les parallèles accuse un centimètre à peine de raccourcissement. Pas d'atrophie du membre. Départ pour Vincennes.

Observation III
(communiquée par M. Hennequin).
Hôpital de la Charité (service de M. Gosselin).

Fracture de la cuisse droite par cause indirecte. — Siége. — Partie moyenne. — Raccourcissement, 2 centimètres. — Épanchement articulaire très-modéré. — Alcoolisme. — Contractions.

Delirium tremens nocturne. — Appareil de Scultet avec extension. — Appareil à extension. — Durée de l'extension, quarante-sept jours. — Conformation régulière. — Cal à peine perceptible. Œdème du pied et de la jambe. — Raideur articulaire. — Raccourcissement du tibia et du péroné de 2 centimètres par arrêt de développement. Pied légèrement raccourci. — Claudication intérieure, pas de mobilité latérale. — Pas de raccourcissement.

Le 8 octobre 1875, est entré au n° 3 de la salle Sainte-Vierge M. F., âgé de 39 ans, célibataire, ayant des habitudes alcooliques invétérées (il lui arrivait assez souvent de boire un demi-litre d'eau-de-vie par jour) ; sa taille est petite, ses muscles peu développés. A l'âge de 15 à 16 ans, il eut le pied droit et le bas de la jambe pris entre des moellons et resta dans cette position une demi-heure environ. Pas de plaie, la peau présentait seulement quelques écorchures.

Il fut confié aux soins d'un rebouteur qui lui fit garder le lit trois semaines pendant lesquelles il le soumit à des manœuvres plus où moins douloureuses. Ni la jambe ni le pied ne portent des traces de fracture. Les os du squelette de ces régions sont régulièrement conformés, le pied est légèrement équin et la jambe un peu atrophiée. Depuis cet accident le malade boîte légèrement. En mesurant le tibia et le péroné, nous trouvons qu'ils ont 2 centimètres de moins que du côté opposé.

Le jour de son entrée, le malade marchait d'un pas rapide sur le trottoir, lorsqu'au moment où il se disposait à traverser la rue, son pied glissa, il tomba sur le dos, les jambes en dehors du trottoir, Au moment de la chute, il entendit et eut la sensation d'un craquement dans la cuisse droite suivi d'une douleur modérée qui disparut rapidement. Il essaya, mais inutilement, de se relever. Transporté à l'hôpital, il fut facile de reconnaître la fracture à la mobilité anormale et à la perte de fonction du membre. On applique un appareil à attelles. Le 9, on fait de l'extension à l'aide du caoutchouc, en prenant des points d'appui sur la peau de la jambe et le pied, le membre étant dans la rectitude. Le malade accuse de la douleur au niveau du talon et de la malléole externe, qui, en effet, présentait à la levée de l'appareil des eschares très-limitées et très-superficielles. Les nuits étaient fort agitées, l'appétit était capricieux et souvent nul. L'état général laissait à désirer. On emploie le chloral pour apaiser cette excitation alcoolique. Sous l'influence du médicament, le malade dit qu'il devenait fou, son agitation, au lieu de se calmer, ne faisait qu'augmenter. Impossible de trouver un moment de repos pendant la nuit. Pendant le jour, au contraire, le calme revenait, et avec lui un peu de sommeil. Nulle conscience de ce qui s'était passé pendant la nuit. Le plus souvent le malade cherchait à se débarrasser de son appareil pendant son agitation. Si on lui faisait quelques reproches sur son manque de docilité et sur sa conduite, il répondait qu'il n'avait pas touché à son appareil et que c'était en se remuant qu'il s'était dérangé. Nous sommes convaincu qu'il était de bonne foi; il n'avait pas l'intention de déranger son appareil, et n'avait ni le souvenir ni la conscience de ce qui s'était passé pendant la nuit. Le jour, au contraire, il était raisonnable et calme et répondait sans hésitation à toutes les questions qu'on lui adressait. Il ne pouvait s'expliquer le désordre dans lequel il trouvait son lit le matin.

Le 1er novembre, avec l'aide de M. G....., interne du service, nous appliquons notre appareil à extension. La conformation du membre est assez régulière. Les fragments forment un léger angle externe, la consolidation est très-avancée, car malgré des efforts assez considérables, les fragments conservent exactement leurs rapports. Le raccourcissement est de 2 centimètres. Le pied est œdématié, ainsi que le bas de la jambe, le genou est très-raide et légèrement empâté; il renferme une petite quantité de liquide, constaté par le choc rotulien. La rotule à déjà contracté des adhérences avec les surfaces articulaires sous-jacentes. On voit encore les derniers vestiges d'une ecchymose qui s'éteint. Un bandage ouaté compressif est appliqué sur le pied, la jambe et le quart inférieur de la cuisse. Le membre est mis en première position, et la traction portée à 2 kilog. et demi. La flexion du membre est très-limitée et fait souffrir le malade. Ce n'est que plus tard que la jambe pourra prendre la position que nous croyons la plus favorable pour prévenir la raideur articulaire. Aussitôt après la pose de l'appareil, l'attraction n'était établie que depuis quelques minutes, que nous vîmes toute la cuisse être prise d'un tremblement fibrillaire involontaire; de petits groupes de fibres musculaires étaient pris de contractions saccadées à intermittences très-rapides, sans que le malade qui en avait conscience pût en rien les arrêter ou même les modifier. Ces contractions fibrillaires, qui durèrent quelques minutes, cessaient un instant pour se montrer encore. Non-seulement elles persistèrent dans toute la durée du traitement, mais continuèrent jusqu'au 28 décembre, plus d'une semaine après la levée de l'appareil. Elles avaient diminué de fréquence, mais pas d'intensité. On voyait parfois la jambe exécuter des mouvements rhythmés comme le balancier d'une pendule.

Pendant les premiers jours, le malade se plaignit de douleurs dans le genou, dans le pied et au niveau de la fracture. Le 4 novembre, la traction est portée à 3 kilog. et demi. L'appétit es toujours très-languissant, le malade s'ennuie beaucoup.

Le 9 novembre, les doulours du pied et du genou n'ont pas entièrement disparu. La traction est portée à 4 kil., l'appétit revient.

Le 18 novembre, les contractions fibrillaires sont moins fréquentes et l'état général s'améliore. Même traction maintenue jusqu'à la fin du traitement, qui ne présente plus rien de particulier à noter.

Le 18 décembre, l'appareil est enlevé, le membre est très-régulièrement conformé. Le cal est solide, presque à peine perceptible, l'épanchement articulaire a disparu, la flexion atteint presque l'angle droit, œdème du pied et du bas de la jambe. Léger empâtement du genou, persistance du tremblement fibrillaire. La mensuration n'accuse aucune différence de longueur entre les deux fémurs.

Le 20 décembre, empâtement et raideur du genou, léger épanchement articulaire. Mouvements très-limités de l'articulation tibio-tarsienne.

Le 25 décembre, l'empâtement du genou diminue, l'épanchement persiste, la flexion est toujours très-limitée, la roideur et l'œdème du pied persistent, le tremblement fibrillaire a disparu à peu près complétement, le cal n'augmente pas de volume, pas de raccourcissement.

Le 29 décembre, l'empâtement est réduit à des proportions très-minimes, la flexion augmente, l'épanchement reste stationnaire, le pied conserve une partie de son œdème et de sa raideur.

Le 2 janvier 1876, l'œdème n'occupe plus que les régions péri-malléolaires; la flexion de la jambe gagne en étendue, elle approche de l'angle droit. Dans la flexion forcée, le malade accuse des douleurs en dessous du jarret et de chaque côté du ligament rotulien à son insertion a l'épine du tibia, le cal n'augmente pas de volume, l'épanchement intra-articulaire est aussi minime que possible, la mensuration n'accuse pas de différence entre les fémurs, l'état est généralement bon, le malade exerce ses articulations enraidies. Frictions avec le baume Opodeldoch.

Le 8 janvier, l'état du membre est à peu près le même, la flexion n'a pas fait de progrès sensibles, l'œdème a disparu, le cal n'augmente pas de volume, le malade se lève. L'état général laisse toujours à désirer, étourdissements. Frictions sur les articulations du genou et du pied.

Le 11 janvier, même état, le malade marche en s'appuyant sur une chaise; les étourdissements l'empêchent de se servir de ses béquilles.

Le 15 janvier, le malade marche avec des béquilles, les étourdissements ont disparu, la flexion de la jambe sur la cuisse fait des progrès, le genou présente encore un aspect particulier caractéristique, sans être plus volumineux que celui du côté opposé il est plus rond, les dépressions sont moins accusées et les saillies moins apparentes, il renferme un peu de liquide. L'articulation n'a pas recouvré l'entière liberté de ses mouvements.

Le 18 janvier, la flexion dépasse l'angle droit, le genou présente le même aspect, la quantité de liquide qu'il renferme est excessivement faible. Sa circonférence est exactement semblable à celle du genou gauche. Dans la flexion forcée, le malade accuse de la douleur au niveau de l'insertion du ligament rotulien. La circonférence du mollet droit a 3 centimètres de moins que celle du mollet gauche. La mensuration par les parallèles plusieurs fois répétée n'accuse aucune différence de longueur de l'épine iliaque à l'épine du tibia. Des mêmes points supérieurs aux malléoles externes on trouve 2 centimètres de moins que l'autre, depuis un traumatisme antérieur. La fracture du fémur s'est donc consolidée sans aucun raccourcissement.

Le malade marche sur des béquilles en appuyant sur le sol son pied droit qui est encore très-légèrement œdématié.

Le 19, départ pour Vincennes.

Observation IV

(communiquée par M. Hennequin.)

Fracture de la cuisse droite, un peu au-dessous de la partie moyenne, cause directe. — Tendance du fragment supérieur à se porter en avant. — 4 centimètres de raccourcissement. — Léger épanchement articulaire. — Appareil à doubles plans inclinés, puis appareil à extension. — Défaut de consolidation malgré le frottement des fragments et le badigeonage à la teinture d'iode. — Dilacération interfragmentaire à l'aide d'un tenaculum. — Consolidation et conformation régulière du membre. — Durée de l'extension, 108 jours en deux fois. — Raideur articulaire. — Œdème de la jambe et du pied. — Épanchement articulaire de redressement. — Raccourcissement 1/2 centimètre.

Le 11 mai 1875, est entré au nº 2 de la salle Saint-Pierre, service de M. Desormaux, le nommé Jean, âgé de 54 ans, charretier. D'une bonne constitution, d'une force musculaire assez grande, d'une stature un peu au-dessus de la moyenne, ce malade n'a jamais eu depuis son enfance d'autre accident morbide qu'une arthrite rhumatismale aiguë du genou gauche. Pas de sypbilis ni d'affections scorbutiques; amaigrissement pendant le premier mois de son séjour à l'hôpital, par ennui et perte d'appétit.

Le 10 au soir, en descendant de sa voiture non chargée, son pied s'embarrassant dans le harnais du cheval, il fit une chute sur le pavé et la roue lui passa transversalement sur la cuisse droite, vers la partie moyenne. Le malade entendit un craquement; deux fois il se releva, deux fois il retomba. Impossible de se tenir debout. Quelques minutes après sa chute, la douleur devint atroce et le membre inerte, seuls les orteils du pied pouvaient encore exécuter quelques mouvements. Transporté le lendemain à l'hôpital Necker, M. Désormeaux constata la fracture caractérisée par la crépitation, une très-grande mobilité dans tous les sens et une large ecchymose occupant toute la partie postérieure de la cuisse depuis l'ischion jusqu'au creux poplité. Le raccourcissement à la vue était notable, la mensuration n'a pas été faite. Le membre fut placé sur des coussins formant un double plan incliné et recouvert de compresses résolutives. Le 27 mai, on ne sent plus la crépitation, mais la mobilité anormale est aussi grande, il n'y a pas trace de consolidation; le genou renferme une petite quantité de liquide décelé par le choc rotulien.

Le fragment supérieur se porte en avant, presque sous la peau; le raccourcissement est de 4 centimètres. Nous appliquons notre appareil à extension suivant les règles. Après avoir compris la jambe, le pied et le quart inférieur de la cuisse dans un bandage ouaté compressif, la cuisse est mise dans la gouttière. L'extension prend ses points d'appui sur la face postérieure du mollet et sur les condyles fémoraux; la contre-extension sur l'ischion, la fosse iliaque externe et les branches horizontales descendantes du pubis, la force de traction est portée à 3 kilogrammes 1/2. La tolérance s'établit très-rapidement.

Du reste, le malade n'a jamais souffert que très-modérément au niveau du pubis.

Le 2 juin, l'ecchymose s'efface, le fragment supérieur conserve la même tendance au déplacement; à chaque mouvement du bassin, son extrémité inférieure vient se dessiner sous la peau malgré l'extension qui en ce moment est paralysée par la contraction musculaire. La force de traction est portée à 4 kilogrammes 1/2.

Le 8 juin, la facilité avec laquelle on déplace le fragment supérieur nous met dans l'obligation de le maintenir plus solidement; nous plaçons sur son extrémité inférieure un gros tampon de ouate que nous fixons au moyen d'un bec embrassant la gouttière.

Le 18 juin, aucune trace de consolidation; la mobilité des fragments est aussi grande qu'au moment de la pose de l'appareil, la cuisse est un peu œdématiée, le tampon gênant un peu la circulation en retour.

Force de traction, 5 kilogrammes.

Le 22 juin, la consolidation n'est pas plus avancée; pour assurer une coaptation plus exacte des fragments, nous plaçons sous le fraguement inférieur un autre tampon de ouate agissant en sens contraire du premier; badigeonnage à la teinture d'iode du siége de la fracture sur une large étendue. La traction est maintenue jusqu'à la fin du traitement entre 5 et 6 kilogrammes. Les badigeonnages sont faits tous les trois jours jusqu'au 1er août, jour de la levée de l'appareil, pour laisser reposer le membre et essayer d'amener une irritation dans le foyer de la fracture laissé libre. Le membre est laissé sans appareil, l'épanchement articulaire a disparu, le genou est légèrement empâté, le raccourcissement se reproduit.

Le 11 août, le membre est replacé dans l'appareil à extension. La mobilité est un peu moins grande, mais on sent parfaitement que c'est un cal fibreux qui en limite l'étendue. La mensuration accuse encore 4 centimètres environ de raccourcissement. Le fragment supérieur a conservé sa tendance au déplacement. La force de traction est portée d'emblée à 5 kilog.

Étant habitué à l'extension, le malade n'en a pas souffert.

Le 20 août, voyant que la consolidation ne se fait pas, nous frottons les fragments l'un contre l'autre, tout en imprimant au membre des mouvements de flexion très-étendus. Hâtons-nous d'ajouter qu'il est bien difficile de faire parfaitement cette opération à la cuisse, surtout quand les muscles sont développés et le tissu adipeux abondant, parce que les mains ne peuvent embrasser qu'une partie de la circonférence du membre. La force de traction est maintenue entre 5 et 6 kilog.

Le 26 août, le travail de consolidation ne paraît pas plus avancé.

Le 4 septembre, la mobilité latérale est peut-être un peu moins grande, mais nous l'attribuons à un gonflement œdémateux de la cuisse. On fait de nouveaux badigeonnages à la teinture d'iode.

Le 9 septembre, le membre est dans le même état, sinon que l'œdème a presque entièrement disparu. Nous constatons avec M. Gillette, remplaçant alors M. Désormeaux, une mobilité latérale des plus nettes; la mobilité dans le sens antéro-postérieur est à peine appréciable. On ne perçoit autour des fragments aucun renflement annonçant le dépôt de matières calcaires ; l'extrémité du fragment supérieur est nettement sentie à travers les téguments ; dilacération de la moelle dans le canal médullaire, des fragments à l'aide d'un ténaclum. Occlusion de la plaie par une plaque de baudruche collodionée. Douleur très-vive de quelques secondes seulement éprouvée par le malade au moment de la déchirure de la moelle, douleur qui ne reparut plus pendant le cours du traitement.

Le lendemain nous quittions Paris pour un mois. A notre retour le 12 octobre, l'appareil était enlevé depuis le 23 septembre; à cette date M. Gilette trouva la consolidation tellement avancée qu'il crut sans inconvénient pouvoir mettre le membre en liberté.

M. Gillette, qui suivit le malade, nous assura qu'il n'y avait eu aucune phénomène inflammatoire, aucun mouvement fébrile, aucun gonflement du membre, au niveau de la fracture. La petite plaie guerit d'elle-même sans donner une goutté de suppuration.

A 3 centimètres de la piqûre apparut, quelques jours après

l'opération, une pustule d'ecthyma qui suivit son évolution régulière et ne fit éprouver au malade que des démangeaisons.

Le 14 octobre, la jambe et le pied sont encore légèrement œdématiés et le genou empâté; sa forme est plus ronde, ses saillies moins accusées. La raideur, sans être très-grande, ne permet pas l'extension complète, ni la flexion à angle droit. Le cal est très-peu volumineux, la consolidation très-avancée. Peut-être détermine-t-on encore, par de grands efforts, une légère inflexion des fragments, mais nous ne pourrions affirmer le fait. Le malade se lève depuis plusieurs jours et marche facilement avec des béquilles. Le talon du membre blessé ne touche pas encore le sol, bien qu'il n'y ait pas de raideur du pied. Il s'est fait un léger épanchement dans a cavité du genou, constatée seulement [par la fluctuation, la jambe étant fléchie, pas de choc rotulien. Le membre est régulièrement conformé : en déprimant les tissus, on sent encore néanmoins avec les doigts l'extrémité inférieure du fragment supérieur, La mensuration pratiquée à deux reprises différentes n'accuse pas de raccourcissement la première fois; la deuxième fois un demi-centimètre. Badigeonnage à la teinture d'iode sur le genou empâté qui n'est nullement douloureux, excepté quand on veut forcer la flexion, ou l'extension. La santé du malade s'améliore.

Le 19 octobre, même état; le genou a légèrement diminué, la raideur est à peu près la même. Bain sulfureux. Le malade sent que son membre prend de la force tous les jours; il exerce son genou en faisant des mouvements de flexion et d'extension, et se promène avec des béquilles. Le genou du membre sain fait entendre un roulement de craquement lorsqu'on fléchit la jambe ou qu'on la redresse. Les surfaces articulaires doivent présenter les lésions initiales de l'arthrite sèche. L'état général est bon, l'appétit est satisfaisant, et le malade a presque regagné l'embonpoint qu'il avait au moment de son entrée.

Le 26 octobre, même état, ce sont les muscles de la face postérieure qui font obstacle à l'extension complète, l'empâtement péri-articulaire persiste. La mensuration, faite avec beaucoup de soin, accuse un demi-centimètre de raccourcissement. Le 31 octobre, la jambe se fléchit à angle droit, l'extension complète n'est pas encore possible, le genou est encore empâté et un peu plus gros que l'autre, l'épanchement douteux, le cal n'augmente pas de volume, la conformation de la cuisse est aussi régulière que possible, la marche est facile avec une béquille et même avec une canne, l'œdème a entièrement disparu. Le genou gauche présente à un haut degré les craquements de l'arthrite sèche. Il est probable que le genou du membre blessé est également sous l'influence de la constitution rhumatismale du malade, c'est ce qui explique cette raideur persistante. Dans les mouvements du genou, quels qu'ils soient, le malade éprouve une douleur parfois très-vive au niveau de l'anneau du troisième adducteur. Dans les mouvements de flexion il n'accuse pas de douleur sur les côtés du ligament rotulien à son insertion tibiale, ce sont plutôt des douleurs vagues dans toute l'articulation. La mensuration par les parallèles faite avec tout le soin désirable accuse un raccourcissement d'un demi-centimètre.

Le malade part le 2 septembre pour Vincennes.

Observation V
(personnelle).

X..., d'une bonne santé habituelle, a eu la syphilis il y a plusieurs années; il a, en entrant à l'hôpital, une blénnorrhagie chronique qu'i ne soigne plus depuis un an. Le 5 juin, il s'est fracturé la cuisse par une cause indirecte; entré à l'hôpital de Lariboisière après l'accident, il est couché à la salle Saint-Ferdinand, lit n° 22, service de M. Panas. Le membre est placé dans un appareil de Scultét *jusqu'au* 19 *juin.*

Le 19 juin. Avant de poser l'appareil, nous constatons une rotation du membre, en dehors, avec léger gonflement, échymose à la face postérieure et interne de la jambe. Léger épanchement dans l'articulation du genou, engorgement des ganglions inguinaux.

Raccourcissement de 2 centimètres, courbure en arc de cercle en dehors, pas de crépitation. Saillie très-modérée du fragment inférieur à la face postéro-externe du membre.

L'appareil de M. Hennequin est appliqué par lui avec recommandation de donner au malade 1 gramme 50 de chloral, le soir.

Les mouvements du membre qu'a nécessités la pose de l'appareil ont déterminé une douleur s'étendant du point fracturé à l'articulation du genou.

20 juin. La portion de chloral n'a pas été dounée, on l'a remplacée par une pilule d'opium. — La douleur ressentie hier a été en diminuant rapidement, puis s'est maintenue au point de

douleur sourde bien tolérable. — La traction n'est que 2 kilogrammes.

21 juin. La traction a été portée hier soir à 3 kilogrammes. Le malade ressent un engourdissement comme celui qui suit une marche, M. Hennequin augmente la traction d'un kilogramme.

26 juin. Plus de douleur, plus de gêne, plus d'engourdissement spontané, légère raideur dans les mouvements du pied.

28 juin. Légère douleur au niveau de la rotule, montant un peu sur la cuisse ; au bout de quelques heures elle cesse complétement.

3 juillet. Le malade va aussi bien que possible, il ne se plaint que d'une douleur causée par le bourrelet ischiatique.

La traction est toujours de 4 kilogrammes.

5 juillet. Dans la nuit précédente, le patient a ressenti une douleur allant du genou à la fracture ; elle a cessé spontanément après quelques heures.

9 juillet. L'appareil est un peu dur, il faut remplacer le coton au niveau des points qui font la contre-extension.

15 juillet. Le bourrelet ischiatique gêne un peu le patient, M. Hennequin lui commande de placer un coussin sous la pointe de la fesse, afin de se soulager, le malade s'en trouve très-bien.

20 juillet. Le point de contre-extension ischiatique est un peu douloureux, le reste va très-bien.

25 juillet. Le malade va aussi bien que possible et ne se plaint d'aucune douleur, il dort bien, et a toujours bon appétit.

Observation VI
(personnelle).

Breton (Victor), âgé de 55 ans, est tombé il y a quatorze jours d'une hauteur de 3 mètres ; il s'est fracturé la cuisse droite un peu au-dessus de la région moyenne du fémur. Transporté après son accident à l'hôpital Necker, salle Saint-Pierre, service de M. Désormaux, on mit le membre sur un double plan incliné de coussins, et on le garnit de compresses résolutives.

Le 27 juin, avant l'application de l'appareil de M. Hennequin, le membre présente une déformation angulaire très-considérable, saillie externe de l'extrémité inférieure du fragment supérieur, ecchymose de la région inguinale, gonflement notable de la cuisse, mobilité anormale très-franche, sans trace de consolidation, pas de crépitation, épanchement articulaire du genou à peine appréciable.

Œdème du pied et de la jambe, varices oblitérées à droite. L'œdème de la jambe et du pied est plus considérable à gauche.

Rotation externe de la jambe droite aussi prononcée que possible. Le bord externe du pied repose complétement sur le plan du lit, le raccourcissement de la cuisse droite est de 3 cent.

L'appareil, composé uniquement de pièces à pansements ordinaires, est appliqué par M. Hennequin, sans aucune douleur pour le patient.

Le 29 juin, le malade n'est nullement gêné de son appareil, il a très-bien dormi; il est vrai qu'il n'y a pas encore d'extension.

Le 30 juin. Hier, après la visite, un sachet de sable de 2 kilogrammes a été placé pour faire l'extension. Le malade ne se plaint d'aucune douleur, il accuse seulement une gêne dans la cuisse et dans la jambe, qu'il dit lui-même bien supportable. Il a peu dormi pendant la nuit, mais il avait bien dormi dans la journée. Il ne prend pas de soporifique.

2 juillet. La traction a été augmentée hier d'un kilogramme (soit 3 kilogrammes). Le malade ne souffre pas du tout, il se plaint seulement de la gêne que lui cause l'alèze passée en sous-cuisse, pour la contre-extension, à cause de son volume et ensuite par son passage au devant de la poitrine. M. Hennequin la remplace par une serviette dont l'entre-croisement des deux chefs se fait en arrière, au niveau de la région lombaire, et dont les chefs rajoutés d'une corde vont s'attacher à la tête du lit.

7 juillet. La traction est de 4 kilogrammes; depuis deux jours, le patient ressent de la gêne dans toute la longueur du membre et une légère douleur au pli de l'aîne produite par le lien contre-extensif.

Cette douleur doit être attribuée en partie à une incontinence d'urine ancienne, qui entretient toujours humide la serviette contre-extensive. Le malade ne prend du reste aucune précaution pour être propre.

La serviette est séparée du pli génito-crural par une couche de coton qui sera renouvelée aussi souvent que le besoin s'en fera sentir.

L'état général est du reste excellent.

12 juillet. Le malade ne se plaint de rien, il va aussi bien que possible.

20 juillet. Id.

28 juillet. Le malade est dans l'état le plus satisfaisant.

Paris. — A. PARENT, imprimeur de la Faculté de Médecine, rue M.-le-Prince, 29-31.

www.ingramcontent.com/pod-product-compliance
Ingram Content Group UK Ltd.
Pitfield, Milton Keynes, MK11 3LW, UK
UKHW021002180726
13838UKWH00003B/1422